NOUVEAUX ÉLÉMENS

DE

PHYSIOLOGIE PATHOLOGIQUE.

NOUVEAUX ÉLÉMENS

de

PHYSIOLOGIE PATHOLOGIQUE,

ET

EXPOSÉ DES VICES

DE L'EXPÉRIENCE ET DE L'OBSERVATION

EN PHYSIOLOGIE ET EN MÉDECINE,

Par P. Alexandre SURUN,

Docteur en Médecine de la Faculté de Paris.

Malgré leur évidence et leur universalité (les causes de la vie), comme elles agissent à l'intérieur; comme nous ne pouvons les atteindre que par le raisonnement; comme, en un mot, elles échappent à nos yeux, nous avons peine à les admettre; nous voulons toujours juger par l'extérieur ; nous croyons que cet extérieur est tout, il semble qu'il ne nous soit pas permis de pénétrer au-delà et nous négligeons tout ce qui peut nous y conduire.

Buffon.

PARIS,

BÉCHET, Libraire, place de l'École de Médecine.

1824.

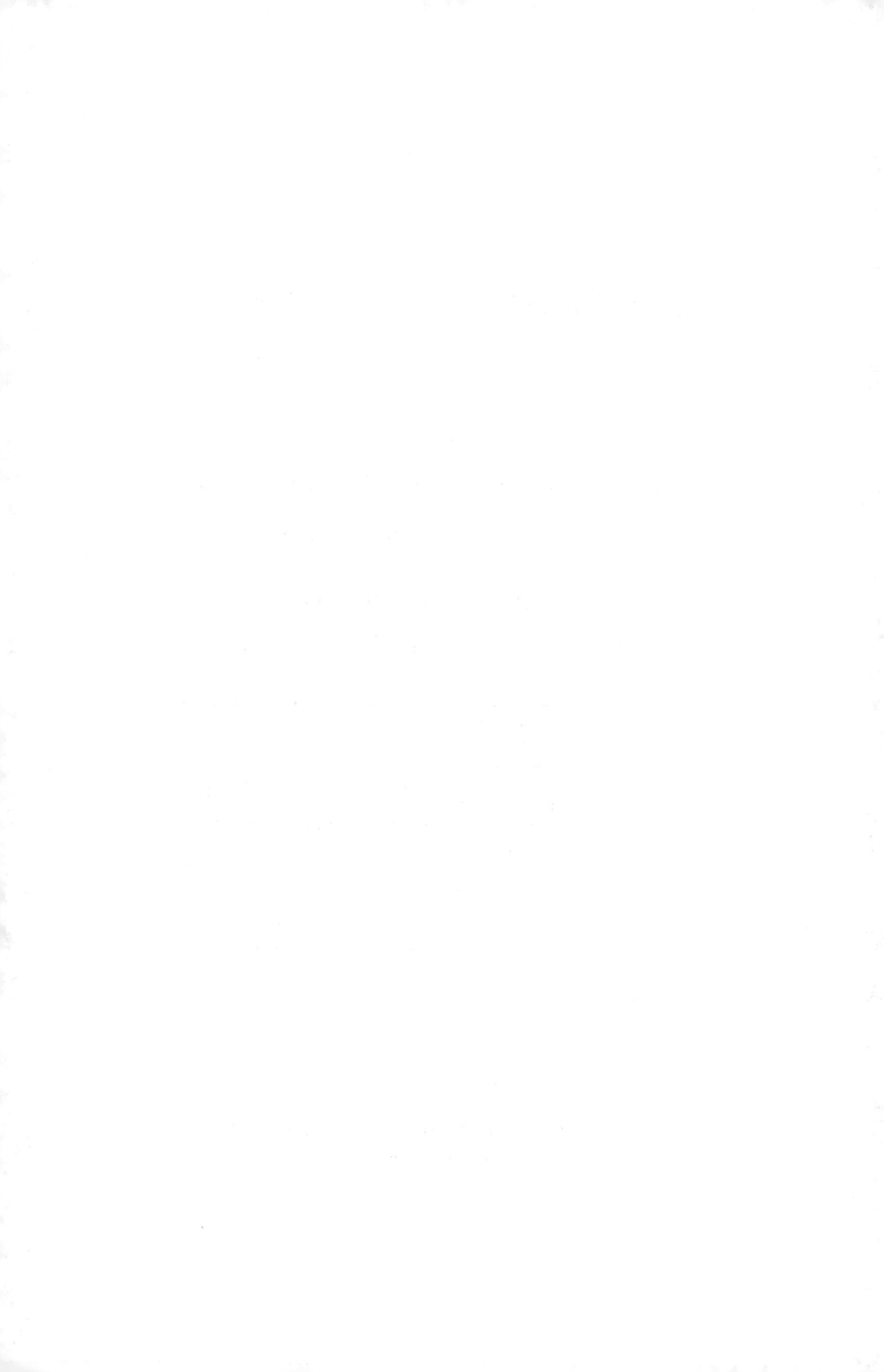

AVANT-PROPOS.

La doctrine physiologique et médicale que je professe depuis plusieurs années me paraît si vraie et en même temps si féconde en résultats importans, que je ne peux résister au désir que j'ai de la faire connaître, au moins en partie, malgré les obstacles de tous genres qui s'opposent à mon projet.

Reconnaissant de grands avantages attachés à cette doctrine, relativement à la pratique même de l'art, je crois remplir un devoir envers l'humanité, en cherchant à la faire connaître. Si ces avantages ne sont pas goûtés, il n'y aura pas de ma faute; j'aurai payé une dette que je me crois obligé depuis long-temps d'acquitter.

Les principes que j'annonce sont en général si peu en harmonie avec les idées reçues, que, quoique leur évidence et leur justesse me semblent très-grandes, je serais plus étonné de les voir adopter que de les voir rejeter : j'avoue même que j'ai déjà été surpris de quelques succès qu'ont obtenus les écrits que j'ai publiés jusqu'à ce jour.

Une autre principale raison qui me détermine à écrire, est l'intention de justifier ma conduite auprès des malades qui m'accordent leur confiance, particulièrement pour ce qui a rapport à la saignée dont je suis forcé de me montrer extrêmement partisan : on pourra voir que j'ai d'assez bonnes raisons pour me comporter de la sorte. Je voudrais pouvoir persuader tout le monde, comme je le suis moi-même, que les malades n'ont pas d'ennemis plus redoutables que les vains préjugés qui existent sur le sang et les émissions sanguines. Mais, pour le malheur du genre humain, ces préjugés sont tellement enracinés, tant parmi les médecins que parmi le vulgaire, qu'il n'y a pas lieu d'espérer de les voir détruire de sitôt. Quoiqu'il en soit, jusqu'ici je les ai attaqués, autant qu'il a été en mon pouvoir, dans ma pratique particulière ; je vais maintenant essayer de le faire par le raisonnement. Au reste je conçois que ces préjugés sont bien excusables quand je considère qu'on n'a eu jusqu'ici presque aucune règle certaine pour se diriger dans l'emploi des saignées, dans l'administration de ce moyen héroïque de guérison ; qu'on n'a jamais connu toute l'extension dont il est susceptible, non plus que les limites qu'il comporte.

J'étais , il y a quelques années, dans une erreur assez étrange. La plupart des points de la physiologie médicale que je professe , me paraissaient si clairs et si palpables, que je ne pouvais m'empêcher de craindre que quelqu'un les annonçât avant moi. Il me paraissait impossible de ne pas les apercevoir avec tant soit peu d'attention; telles sont, par exemple, la simultanéité et la spontanéité d'affection des organes internes. J'avoue que cette idée a été cause en partie de la détermination , peut-être un peu prématurée, que je pris dans le temps de publier dans quelques journaux les principales bases de cette doctrine ; il en a été de même à l'égard de ma théorie de la menstruation dont les fondemens me semblaient d'une clarté qui saute aux yeux. Mais en y réfléchissant, j'ai senti par la suite que les choses les plus simples et les plus saillantes ne pouvaient être aperçues dans l'état de déviation où l'on est. J'ai senti que , s'il m'a été donné d'apprécier ces grandes vérités , c'est parce que j'étais engagé dans une route droite et lumineuse, dans une route où l'on distingue facilement le vrai d'avec le faux.

De même que je ne crois pas que personne soit obligé de partager mes opinions , de même aussi je ne pense pas que rien puisse faire changer ma manière de voir, du moins à l'égard des bases de cette doctrine. C'est que je crois avoir bien apprécié le fort et le faible de toutes celles qui règnent de nos jours. Plus je vois, plus j'entends et plus je compare, plus je me convainc de la supériorité de mes principes. J'avouerai même que je ne me crois vraiment médecin que depuis le moment que je les ai eu aperçus et adoptés. Ainsi je suis bien assuré que la contradiction ne peut avoir d'autre résultat sur mon esprit que de le fortifier de plus en plus dans les idées dont je le nourris. Ceci est pour avertir que je m'inquiète peu de la critique dont quelques médecins me menacent à l'avance. Que pourront-ils m'apprendre de nouveau ? Quel langage tiendront-ils qui ne soit pas dans le sens des idées dominantes ; idées dont j'ai reconnu depuis long-temps tout le vide, et qui me semblent plus que jamais marquées du sceau de la fausseté et de la puérilité.

Je sais bien que leur critique pourra prévenir le public contre moi, mais je suis préparé d'avance au peu de succès de ma cause, toute belle et toute vraie qu'elle soit ; je suis satisfait des seuls avantages que j'en retire pour ma pratique particulière, c'est-à-dire des facilités qu'elle me donne pour le traitement des malades.

Je me sens plutôt disposé à provoquer toute la sévérité de la critique qu'à chercher à me soustraire à ses coups. Cependant je me permettrai de conseiller à ceux qui vont s'empresser de me condamner, de réfléchir quelque temps avant de prononcer leur arrêt. Qu'ils sachent au moins que j'ai marché moi-même des années sous les mêmes bannières qu'eux, et qu'il y a déjà des années que je les ai complètement abandonnées; que j'ai cessé d'exercer sous la funeste influence des principes qui les guident: ils devront bien penser que ce n'est pas sans beaucoup de motifs que je me suis comporté de cette manière.

Mais ils ont l'habitude de dire qu'il faut des siècles pour établir du nouveau en médecine (espèce de langage qui ne doit pas étonner, car, d'après la marche qu'on suit depuis long-temps, on recule plutôt qu'on avance), et ils ne font pas difficulté de condamner au premier coup-d'œil, le fruit d'un long et pénible travail. Il suffit de heurter leurs idées favorites pour leur déplaire, comme si ces idées reposaient sur des bases certaines et invariables ; comme si l'instabilité et l'incohérence n'en étaient pas le principal caractère.

Le travail que j'offre ici a pour but de faire ressortir quelques-uns des points les plus saillans et les plus positifs de la doctrine que je professe , et de faire apercevoir les applications directes qu'on en peut faire à la pratique même de l'art de guérir. Ainsi, j'insisterai particulièrement sur les règles qu'elle prescrit pour l'emploi de la saignée. Je tâcherai de faire comprendre le degré de certitude de ces règles qui me paraît très-élevé.

C'est avec peine que je me vois obligé de me prononcer très-fortement contre les principes et l'état actuel de la science. Mais ceux qui se donneront celle de me lire jugeront si c'est la passion ou aucun autre sentiment indigne d'un auteur qui me fait parler. Peut-on me blâmer si je me suis ouvert , par le travail et la méditation , par la force du raisonnement , une route qui s'éloigne de celles qu'on a suivies jusqu'à présent ? D'ailleurs, je déclare que ma manière de penser sur les choses ne s'étend pas aux personnes. J'espère faire connaître que les fautes datent de loin ; qu'elles ont dû naître avec l'art lui-même et l'entourer nécessairement dès son berceau. Ainsi je pense que les reproches que s'adressent mutuellement les écrivains de nos jours ne sont pas mérités , car les uns et les autres ne font que céder à des impulsions vicieuses communiquées depuis bien du temps à la

science toute entière. Les fautes sont à la base
même de l'édifice. Ce sont elles qui ont servi à
la formation de cette énorme montagne d'erreurs et de préjugés qui s'est accrue insensiblement depuis l'origine de l'art jusqu'à nos
jours, et qui, il faut du moins l'espérer, crou-
lera tôt ou tard sous son propre poids.

Parmi les nombreuses raisons que j'ai de
m'attendre à une forte prévention de la part
des physiologistes actuels, je dois considérer
la suivante comme une des plus grandes. Le
système à la mode de nos jours consiste à
rejeter tout ce qui se présente sous forme de
doctrine générale. On paraît bien persuadé
qu'il sera toujours impossible d'en trouver
une véritable. On ne veut que des faits isolés,
des observations sans suite. On entasse, on
emmagasine sans relâche ce qu'on appelle les
résultats de l'expérience ; s'interdisant toute
recherche qui aurait pour but de les coor-
donner autour d'une base commune, et d'en
faire un seul corps de doctrine. On ne s'aperçoit pas que la plupart du temps on ne fait
que représenter ce qui a été déjà vu mille
fois, et que les faits, loin d'être si différens les
uns des autres, sont bien souvent les mêmes,
ou qu'ils ne diffèrent tout au plus que par de
simples nuances de forme. La plupart du

temps ils ne sont que des expressions diverses
d'un seul et même tableau de la nature. Combien cette dernière est moins variée et moins
cachée qu'on le pense généralement! il y a
déjà long-temps qu'elle s'est montrée, si j'ose
dire, presque toute entière.

Les physiologistes de nos jours affectent
une si grande prédilection pour ce qu'on
appelle, avec un peu d'emphase, l'expérience
et l'observation, qu'on pourrait croire qu'ils
s'abstiennent de raisonner et qu'ils ne donnent dans aucun système, on serait grandement dans l'erreur. Car je ne connais aucun ouvrage, aucun écrit sur l'histoire des
phénomènes de la vie où l'on ne puisse pas
reconnaître l'esprit de quelque système : à
peine saurait-on écrire une phrase qui n'ait pas
cette empreinte. La pratique de l'art de guérir
est elle-même toujours étayée sur quelque
système. Enfin la science actuelle est elle autre
chose qu'un assemblage incohérent de tous
les systèmes qui ont paru jusqu'à nos jours ?
Systèmes des mécaniciens et des chimistes,
système des vitalistes, système des animis-
tes, système de l'irritabilité, système des
humoristes et des solidistes, système du
Brownisme, etc., que de systèmes ! Eh bien,
je défie qu'on me montre un traité de physio-

logie ou de médecine où tous ces systèmes ne jouent pas quelque rôle.

D'ailleurs il ne peut pas en être autrement. L'observation ne provoque-t-elle pas nécessairement le raisonnement? Toujours l'homme qui observe et qui pense tâchera de tirer des conséquences générales des faits particuliers qui s'offrent à sa vue. C'est-là le plus bel attribut de l'espèce humaine, il ne peut pas y avoir d'observateurs exclusifs, de contemplateurs entièrement passifs. Ceux qui déclament contre ce qu'ils appellent les systématiques, s'abusent donc singulièrement, et ne réfléchissent pas à ce qu'ils disent. Souvent ils sont les premiers à s'envelopper dans les systèmes, si non dans ceux qu'ils créent, du moins dans ceux qui ont été créés par d'autres.

Il est vrai que tous les systèmes qui ont paru jusqu'à présent ne méritent pas une grande confiance. Tous sont bien fondés en quelques points ; ils ont pour eux un plus ou moins grand nombre de rétultats d'une observation constante. Mais ils pèchent tous par leur base. Ce qu'ils admettent pour des causes ne sont que des effets ; aucun ne porte sur une observation générale, ils sont très-rétrécis et incomplets ; ils ne s'appliquent qu'à un certain nombre de phénomènes de la vie. Ils n'atteignent enfin que la superficie des choses. On a beau en réunir plusieurs ensemble, on en est guère plus avancé : les circonstances les plus importantes de la vie restent constamment dans l'obscurité.

En quoi les systèmes ont-ils servi jusqu'à présent à la pratique de l'art ? La plupart ne lui ont été d'aucun secours ; d'autres n'ont abouti qu'à faire naître des vues éminemment fausses et dangereuses. Tels sont, par exemple, les systèmes de l'humorisme et celui de l'irritabilité hallérienne, qui dominent de nos jours, et suivant lesquels tous les phénomènes de la vie, tant maladifs que naturels, ne seraient que le résultat de l'action de corps irritants dont l'existence est infiniment plus limitée qu'on ne pense. D'après ces systèmes, il faut nécessairement expulser ces agens, si souvent supposés, pour guérir les maladies. De là l'origine d'une foule de moyens expulseurs presque tous plus ou moins dangereux ou tout au moins inutiles.

Qu'on appelle, si l'on veut, système, la philosophie naturelle, physiologique et médicale que j'ai embrassée, cela m'importe peu ; tout ce que je peux dire ici en sa faveur, c'est qu'elle se présente à mes yeux

sous la forme d'une doctrine générale , em-
brassant tous les phénomènes de la nature.
Sa base est une ; toutes ses parties s'enchaî-
nent et s'éclairent mutuellement.

Je ne prétends pas pourtant donner, par
son secours, l'explication de tout ce qui se
passe dans la vie, comme certains esprits
sembleraient l'exiger ; seulement je crois avoir
pénétré plus avant qu'on ne l'a fait jusqu'ici
dans l'étude des phénomènes ignorés. Il en est
peu maintenant qui laissent dans mon esprit un
vide si profond que celui où il était plongé
auparavant. Quant à ceux qui semblent déjà
connus généralement, je les trouve beaucoup
plus clairs et plus développés qu'ils n'étaient.
D'ailleurs cette doctrine a une application
très-directe à la pratique de l'art ; la grande
majorité des médications peuvent s'y rapporter. On verra qu'elle jette beaucoup de lumière sur les plus importantes d'entr'elles.

C'est par l'observation et la méditation que
je suis parvenu à la découverte de la philosophie qui me guide dans l'étude de la nature :
et je peux dire que je me suis souvent étonné
des facilités que j'ai rencontrées dans les voies
nouvelles que j'ai suivies ; beaucoup de sentiers m'ont semblé tout ouverts. Sous ce rapport, j'ai bien moins de mérite que ceux qui

se sont donnés tant de soins et de travail dans les routes tortueuses et fausses , où ils se sont engagés.

Quoiqu'il en soit , j'éprouve beaucoup de difficultés dans le choix du plan que je dois adopter pour le développement de cette doctrine , tant elle me semble différer de tout ce qui a été fait jusqu'à présent sur le même sujet. Je ne peux pas entreprendre d'exposer la nombreuse série de raisonnemens et de rapprochemens qu'il m'a fallu suivre. Ce serait un travail trop pénible pour moi et souvent ennuyeux pour le lecteur.

Non-seulement je ne me suis presque pas livré au genre d'expériences qu'on a coutume d'exiger en pareil cas, mais encore je suis obligé de chercher à diminuer le mérite de beaucoup qui ont déjà été faites et de démontrer leurs inconvéniens. C'est par quoi je vais commencer. Je me propose de montrer sous quels rapports les différens genres d'expériences qu'on a mis en usage jusqu'ici sont sujets à induire en erreur, et comment ils ont tous contribué à augmenter les ténèbres qui enveloppent les sciences physiologiques. J'ose dire que c'est en multipliant de plus en plus les expériences , qu'on s'est éloigné davantage de la vérité ; on en a abusé , on les a portées trop loin. C'est qu'on a jamais connu le point auquel il fallait s'arrêter.

Ainsi, je n'ai donc point d'expériences nouvelles à faire connaître, autres que des tentatives en médecine pratique. Mais je crois pouvoir expliquer le véritable sens d'un grand nombre de celles qui ont déjà été tentées, et assigner leur valeur réelle.

C'est principalement l'observation journalière des faits, tels qu'ils se présentent d'eux-mêmes à nos sens, qui m'a guidé. Comme beaucoup de prédécesseurs, je n'ai pas tourmenté la nature pour la forcer à parler : je n'ai fait qu'interpréter son langage ordinaire, ses actes spontanés et volontaires. C'est ensuite que je suis arrivé à l'examen de ceux qui sont provoqués accidentellement par les divers agens répandus dans l'espace, et enfin à celui des phénomènes obtenus par les tentatives des physiologistes et des médecins. C'est en suivant cette marche, que je me suis aperçu que ces derniers ne sont que des circonstances forcées de la nature, des actes viciés, et souvent des produits monstrueux, qui ne sont rien moins que propres à conduire dans les sentiers de la vérité.

Je terminerai ces réflexions préliminaires par une observation qui me concerne personnellement. Comme je me sens obligé de m'abandonner à un certain essor et de manifester hardiment toute la confiance que j'ai dans mes principes, je m'attends à un reproche qu'on a déjà su me faire à l'occasion d'un de mes premiers et faibles essais, savoir que j'ai une trop haute opinion de mes propres forces.

Je répondrai à cela que je crois, à la vérité, avoir assez d'idées à moi pour suivre une direction particulière, pour être dispensé de marcher à la suite de quelque auteur que ce soit. Il sera facile de voir combien sont peu fondées les assertions contraires qu'on a avancées à cet égard. Mais cela ne m'empêche pas de sentir tout le poids de ma faiblesse, en considérant la hauteur de mon sujet. J'en suis même tellement effrayé, que je me serais bien volontiers condamné à un éternel silence, s'il m'eût été possible de transiger avec le devoir imposé à tout homme, de publier ses idées, quand il les croit utiles. Il est sûr que je suis partagé entre deux sentimens qui pèsent singulièrement sur mon esprit. Jamais, peut-être, écrivain ne s'est pénétré au même point que je le suis de la vérité et de l'importance de son sujet, et jamais aucun ne s'est senti plus que moi au-dessous de son entreprise. Il sera malheureusement trop facile de s'apercevoir que je sais au moins bien me juger sur ce point. Je pourrais rejeter bien des fautes sur les circonstances qui m'entourent : il n'en est guère de plus contraires aux travaux littéraires ; mais cela ne les ferait pas disparaître.

DE L'EXPÉRIENCE

EN GÉNÉRAL.

Il n'est pas de mot dans le langage médical dont on ait tant abusé que le mot *expérience*. Il n'a jamais été plus en vogue qu'il l'est de nos jours. Le faux comme le vrai se soutient par l'expérience. On se sauve derrière ce mot comme derrière un retranchement à l'épreuve de la bombe. C'est un talisman à l'aide duquel on s'ouvre toutes les portes de la faveur.

Celui qui est regardé comme le père et le dieu de la médecine, Hippocrate cependant a bien averti que l'expérience est trompeuse. Il n'a, peut-être, jamais dit une vérité plus incontestable et plus méconnue. Surtout depuis un certain nombre d'années on s'est livré sans réserve à toutes sortes d'expériences, à toutes celles que l'imagination a pu inventer. On fait subir à la nature mille épreuves inconsidérées, et cela avec une confiance et une persévérance qui prouvent bien qu'on est loin de connaître le terrein sur lequel on instrumente avec tant d'apprêts. Quel résultat toutes ces manœuvres amènent-elles ? Elles ne font que satisfaire un moment la curiosité ; elles ne laissent rien ou presque rien dans l'esprit, et très-souvent elles l'égarent.

Presque toutes rapetissent les phénomènes de la nature ; elles ne montrent que ce qu'ils ont de plus grossier, de plus saillant, que ce que l'œil le moins exercé ne peut s'empêcher d'apercevoir. D'ailleurs, il y a bien du temps, ainsi que je l'ai déjà dit, qu'elles n'apprennent rien ou presque rien de nouveau, à moins qu'on ne considère comme tel les idées à faux éclat qu'elles font naître de temps en temps, et qu'on abandonne peu après comme vaines et stériles.

Ce qui démontre bien le peu de confiance que mérite l'expérience, telle qu'elle a été dirigée jusqu'ici, c'est le caractère versatile des principes qui en sont émanés. Ceux d'un siècle ne sont plus ceux du siècle précédent. Ceux d'à présent ne paraissent guère plus solides que ceux d'autrefois ; c'est pour moi une vérité bien évidente. Chaque médecin prétend avoir son expérience propre et presque tous dans un sens différent les uns des autres.

Quelle somme d'expériences n'a-t-on pas accumulée depuis Hippocrate et Gallien ! Eh bien, quels avantages en est-il résulté pour la pratique de l'art ? Je soutiens que ces médecins faisaient la médecine avec au moins autant de succès qu'elle se fait de nos jours, pour ne pas dire plus. Ils avaient d'ailleurs des vues plus profondes et plus philosophiques que celles qu'on a maintenant. Ils n'avaient pas encore porté si loin qu'on l'a fait depuis l'abus des distinctions, des divisions. Ils savaient voir quelquefois les choses dans toutes leurs étendues. Par exemple, on ne bornait pas, de leur temps, la fluxion de poitrine à quelques points de la plèvre ou du parenchyme du poumon. Et c'est ce qu'on appelle l'expérience qui a fait naître cette erreur, comme tant d'autres, ainsi que je le dirai par la suite.

Il est certain que si nous avons quelques connaissances de plus que les anciens en médecine, nous avons aussi bien plus d'erreurs qu'eux. On s'enfonce de plus en plus dans l'obscurité, précisement à la faveur de ce qu'on croît être le flambeau de l'expérience.

Quels progrès la médecine a-t-elle faits depuis qu'on l'a vue l'objet des plus violentes attaques qui lui ont été portées par de profonds observateurs? Combien y a-t-il de temps que J.-J. Rousseau n'a pas craint d'émettre le doute si la médecine à jamais fait plus de bien que de mal ?

Je ne ferais pas ces réflexions affligeantes pour l'humanité, honteuses pour l'art, si les médecins de nos jours montraient moins de confiance dans leurs principes, et surtout s'ils savaient être moins exclusifs.

Veut-on savoir pourquoi l'expérience a eu jusqu'à présent des résultats qui semblent si contradictoires, si incertains, si variables ? c'est qu'on a jamais connu la véritable base à laquelle ils se lient. Il en est une pourtant qui est commune pour tous, et à l'aide de laquelle on peut jusqu'à un certain point se rendre compte de cette apparente contradiction. Bacon a énoncé une grande vérité, lorsqu'il a dit que : « c'est en généralisant les principes jusqu'à les réduire en un seul, s'il était possible, qu'on arrêtera le cours des systèmes et qu'on viendra à bout de fixer les variations de l'expérience, qui semble se contredire pour se jouer des philosophes. » Je suis frappé de la vérité de ces paroles surtout pour ce qui a rapport aux sciences physiologiques, quoique je pense qu'on peut aussi les appliquer à l'étude de l'univers. Je reconnais l'existence d'un principe général, moteur de tous les phénomènes de la vie, de toutes ses modifications, de ses anomalies. Il m'est facile maintenant d'apercevoir l'abus de ces démarcations sans nombre qu'on a introduites dans l'histoire de la vie. La nature, au fond, se montre à mes yeux presque toujours de la même manière ; ses variations sont superficielles ou extérieures ; la plupart n'affectent que la forme et sont bien loin de mériter l'importance qu'on a coutume d'y attacher. Cette contra-

diction, qui a toujours fait un si grand obstacle pour les physiologistes, à mes sens n'est
qu'apparente; elle n'est pas dans la nature,
elle n'est que le fruit de l'illusion des observateurs.

Ceci s'applique surtout à l'histoire de l'état
maladif, telle qu'on l'a faite jusqu'à présent.
Que d'erreurs ont occasionnées ces mille et
mille distinctions qu'une expérience illusoire
et vaine a faire naître! Mais ce que je dirai par
la suite, fera mieux comprendre ma pensée à
cet égard.

DE L'OBSERVATION

EN MÉDECINE.

A MES yeux rien ne dénote mieux l'enfance de l'art que le degré de confiance que la grande majorité des médecins accorde à ce genre d'expérience. A les en croire, hors de l'observation des maladies, tout n'est qu'écueil et obscurité. C'est l'ancre de salut, c'est la seule voie à suivre pour faire faire des pas assurés à la science.

Je suis bien loin de partager cette façon de penser, car je crois, au contraire, que rien n'a plus contribué à tout obscurcir que cette manière d'étudier la nature. C'est elle qui a fait prendre le change sur une infinité de circonstances, et qui a semé le plus d'obstacles sur la route des physiologistes. Cette abondante source d'erreurs a pris naissance avec l'art lui-même et s'est attachée à tous ses pas, comme un mauvais génie. D'ailleurs son origine a été inévitable ; elle était dans la nature des choses et des circonstances.

En effet, les premiers hommes qui se sont occupés de l'étude de l'homme malade, dépourvus de toutes connaissances anatomiques et physiologiques, incapables de se livrer à aucun raisonnement sur les lois de la vitalité, n'ont pu procéder à cette étude qu'à l'aide de leurs sens externes. Ils ont dû s'arrêter d'abord aux phénomènes les plus saillans. Ils ne voyaient et ne pouvaient voir que la forme et l'extérieur du mal.

Or, il est pour moi très-évident, et je le démontrerai par la suite, que l'état maladif peut revêtir, suivant diverses circonstances, une foule de formes, une foule de manières de se présenter à nos sens, sans pour cela changer de nature, quant au fond ; sans cesser de reposer sur la même base et sur les mêmes élémens de vitalité. Il peut s'accompagner d'une infinité de symptômes différens et rester toujours le même. Eh bien, ce sont ces symptômes extrêmement variés, ces nuances superficielles et nombreuses d'un seul et même état maladif, qu'on a toujours pris pour des maladies particulières, pour des êtres réels, existans chacun à leur mode : delà cette incohérente et fastidieuse nomenclature d'affections maladives ; delà cette médecine de mots qui s'appauvrit de plus en plus, à mesure qu'elle semble faire de nouvelles découvertes. Il n'est guère d'auteurs qui n'attachent une espèce de gloire à épier quelque symptôme qui n'ait pas encore été vu, pour créer une nouvelle maladie et lui donner un nom.

Ne sent-on pas bien que ce sont toutes ces fausses distinctions, et ces dénominations des variétés de l'état maladif, qui ont jeté les fondemens d'un véritable dédale physiologique, qui ont fait naître une foule d'idées contradictoires sur la vitalité? Elles ont dû nécessairement empêcher d'apercevoir le caractère d'unité qui la distingue. Il est pour moi bien démontré que la médecine de symptômes a été un des principaux obstacles aux progrès des sciences physiologiques. La médecine a dû exister avant la physiologie, et c'est delà qu'est venu le mal. C'est une vérité qui saute aux yeux.

Ainsi tant qu'on continuera d'observer en médecine suivant les méthodes ordinaires et avec les idées accoutumées, on ne fera qu'embrouiller davantage ce qu'on s'efforce d'éclairer. Plus on s'attachera à distinguer les uns des autres les différens résultats de l'observation, plus on s'éloignera de la véritable voie. Il est bien à regretter qu'on soit si généralement éloigné de reconnaître cette vérité.

Mais pour mieux me faire comprendre, je vais donner quelques exemples qui prouveront que c'est surtout à la médecine de symptômes qu'on doit les idées fausses qu'on s'est formées sur la vitalité de nos organes. Comme on s'est habitué, dans l'observation des maladies, à considérer isolément chacune de nos parties et à leur accorder tour à tour, suivant les cas, un rôle principal, influançant et dominant tous les autres, et cela suivant un mode différent pour chacune d'elles, il a bien fallu, pour expliquer cette circonstance; leur attribuer à toutes une manière d'exister toute particulière, leur assigner des lois vitales distinctes.

La plupart des variétés maladives qui s'accompagnent d'éruptions cutanées, n'ont pas d'autre base que beaucoup d'autres qui ne se distinguent pas par ce signe ; c'est celle de presque toutes les affections générales comme on le verra par la suite. Cependant on en fait des maladies particulières à la peau. C'est le symptôme de l'éruption cutanée qui détermine tous les autres. Très-fréquemment on peut s'apercevoir qu'il ne se manifeste qu'après ces derniers; mais cela n'y fait rien ; comme il est le plus marquant, le plus visible, c'est lui qu'on fixe particulièrement, c'est lui qui fait le sujet principal de l'observation, c'est la peau qui, dans ce cas, influence tous les autres organes. *Cum hoc, ergò propter hoc.* On conçoit que telle a pu être la marche des premiers hommes qui ont observé des éruptions de la peau, qu'elle a pu même se propager jusqu'à nos jours par le manque de connaissances physiologiques. Mais elle devra être abandonnée aussitôt qu'on aura su apprécier les vrais caractères de la vitalité.

Prenons maintenant pour deuxième exemple ce que les uns appellent embarras gastrique et les autres gastrite.

Douleur à l'épigastre, perte de l'appétit, nausées, vomissemens des matières jaunes, bouche amère, langue jaunâtre au centre ou rouge sur les bords, douleurs dans les membres et les articulations, etc., tels sont à peu près, les signes auxquels on reconnaît la variété de l'état maladif dont il est ici question. Eh bien, pourquoi ces dénominations ? Pourquoi rapporter à l'estomac tous les autres symptômes qu'on observe ? C'est sans doute parce que cet organe paraît à nos sens, à nos yeux, à notre toucher, plus affecté que les autres. Mais c'est là une illusion, une erreur palpable. C'est l'apparence qui nous trompe. Ce n'est qu'en apparence que l'estomac est plus malade que les autres parties. Seulement les symptômes dont il est le siége sont souvent les plus prononcés, ils frappent davantage nos sens.

Mais en y regardant d'un peu plus près, on voit bien que les autres organes sont affectés au même degré que ce dernier. Par exemple, pense-t-on que la circulation, la respiration, les sécrétions, les exhalations, etc., soient dans un état naturel, quoique leur al-tération souvent ne soit pas aussi palpable que celle de l'estomac ?

Si on ne s'arrête pas autant à ces circonstan-ces qu'au trouble de l'estomac, il est évident que c'est parce qu'elles ne frappent pas nos sens au même degré que les signes locaux qui accompagnent ce trouble. On a coutume, et on préfère de ne voir dans ce tableau de maladie qu'une affection locale dont on fait dériver toutes les autres, et cela au moyen d'une espèce d'influence supposée qu'on attribue à l'estomac sur les autres organes et qu'on ap-pelle sympathique.

Ce que je dis ici de l'estomac peut s'appli-quer à tous les autres organes, car, comme je l'ai déjà dit, chacun à leur tour sont placés dans les traités de médecine, en tête de l'ob-servation, suivant qu'on les juge plus affectés que leurs voisins.

Cette manière de voir est pour moi d'une fausseté la mieux démontrée. La plupart du temps, tous les organes partagent l'affection au même degré et chacun exécute les mouve-mens ou les signes qui sont appropriés à son organisation, à sa position, à l'espèce de fonc-tion qui lui est confiée et à l'intensité du trou-ble général. Si dans le cas que nous avons pris pour exemple, l'estomac est plus doulou-

reux que beaucoup d'autres organes, c'est
qu'il reçoit plus de nerfs cérébraux qu'eux, et
que ces nerfs sont plus sensibles que les ganglionnaires. Si les poumons étaient si accessibles que lui au toucher, je pense qu'ils souf-
friraient comme lui à la pression, parce qu'ils
reçoivent aussi beaucoup de nerfs cérébraux.
Si l'estomac se contracte et rejette les matières
qu'il contient au-dehors, cela tient à bien
des circonstances dont les principales sont son
organisation, l'espèce de sa fonction, ses rapports, sa position, et surtout ses caractères
naturels de spontanéité et d'intermittence d'action. Je ne m'explique pas ici sur ces diverses
causes qui disposent l'estomac à se montrer
plus affecté que les autres organes dans bien
des variétés de l'état maladif. Je dirai seulement que cette disposition est si grande à mon
avis, que je considère toute affection quelconque de l'estomac comme de très-peu
d'importance, toutes les fois que d'autres organes ne donnent pas en même temps des
signes d'une grave altération.

Qu'est-ce que le vomissement, par exemple, lorsqu'il est séparé de tout autre symptôme grave ? Combien de fois ne le voit-on
pas survenir dans un état très-voisin de la
santé ? Cette affection est souvent si légère,
ou plutôt le trouble de la vitalité générale
dont elle est un des symptômes est à un degré

si peu élevé, qu'il n'y a pas lieu de s'étonner de la voir céder à des tentatives si multipliées et à des méthodes curatives si diverses.

Il paraît même que c'est dans un degré inférieur d'altération que les nausées ou le vomissement se manifestent plus souvent ; car on les observe assez rarement dans les affections d'un caractère grave. Cependant cela peut avoir lieu lorsque l'invasion du mal s'opère d'une manière aussi subite que violente, lorsque l'estomac est surpris dans toute la plénitude de ses facultés vitales : ou bien , au contraire , lorsque le trouble de la vitalité générale met beaucoup de lenteur pour parvenir à un haut degré d'intensité. Dans ces deux cas l'estomac peut se contracter, parce que son affection propre n'est pas portée assez loin pour paraliser ses efforts.

C'est bien alors , c'est dans ces cas graves accompagnés de vomissement, qu'il est on ne peut plus facile de sentir que les autres organes ne sont pas moins troublés que l'estomac. Ne voit-on pas que tout est en désordre ? Il ne faut qu'avoir des yeux et un toucher pour cela. Mais ce désordre a beau être général, il a beau se manifester sur tous les points, la routine n'en fait pas moins une affection locale, une maladie particulière à l'estomac. On rapetisse ce grand tableau ; on n'aperçoit que ses points les plus saillans ; on en fait qu'un dédale de sympathies.

Sans doute, ce flux de bile, de matières jaunes ou noires, a quelque chose de très-frappant pour nos sens; nous en sommes plus affectés que de l'altération de la circulation, de celle de la respiration, des sécrétions, des exhalations. Mais il n'en est pas moins certain que ces fonctions sont aussi profondément troublées que la digestion elle-même.

Je n'éprouve ici que l'embarras du choix pour des exemples de même nature que le précédent. Je pourrais passer en revue à peu près toutes les espèces de maladies internes admises jusqu'ici, et qui, selon moi, ne sont que de simples variétés de forme d'un seul et même état maladif, dont par la suite je dirai quelle est la véritable base. Mais je me bornerai en ce moment à l'examen d'une autre observation d'une prétendue maladie locale accompagnée de sympathies. Il est question d'un état maladif, compliqué d'une perte sanguine par la matrice, qu'on qualifie de ménorrhagie. On donne cette observation comme une preuve des influences de l'utérus sur les autres organes, et particulièrement sur les poumons. Une chose aussi qui a paru très-remarquable dans cette observation, c'est la guérison de l'affection par l'administration de l'émétique. Par la suite, nous verrons toutes ces circonstances s'expliquer tout naturellement et sans ambiguité, selon les principes de la doctrine que je me propose d'exposer.

Madame D...... sujette à des irrégularités dans la menstruation, (l'auteur ne dit pas s'il y avait aussi irrégularité dans d'autres fonctions, ainsi que cela a lieu ordinairement,) fut prise, à la suite d'une nouvelle triste, des accidens suivans : perte abondante de sang par la vulve ; douleur très-vive dans toute l'étendue de l'abdomen, la malade a peine à supporter le poids du drap sur cette partie ; toux qui alterne avec la perte sanguine ; pouls dur et serré ; constriction très-grande au pharinx, la malade est obligée à faire de grands efforts pour avaler quelques cuillerées de liquide ; la langue est jaune et très - chargée ; il y a abattement général, postration très - profonde. (1)

Il y a bien du temps que je suis convaincu que cette espèce d'écoulement sanguin, dont il est ici question, ne constitue pas un symptôme plus dominant ni plus important que la plupart de ceux qui l'accompagnent ; et que ce n'est pas plus lui qui détermine les autres, qu'il n'est lui-même déterminé par eux. J'ai déjà publié quelques-unes de mes idées sur la menstruation ; et ce que je dirai dans cet ouvrage fera mieux comprendre combien on est loin d'avoir la moindre idée raisonnable sur ce phénomène de la vie.

____

(1) Journal général de médecine, année 1819.

On pourra même concevoir jusqu'à un certain point pourquoi la ménorrhagie existe ou n'existe pas dans les nombreuses variétés de l'état maladif.

Qu'est-ce qui empêche, dans l'observation qui nous occupe, qu'on ne dônne le premier rang à l'inflammation apparente du bas ventre, ou bien à la toux, à la dureté du pouls, ou enfin à tout autre symptôme ? c'est bien, sans doute, parce que l'écoulement du sang constitue une circonstance plus marquée, plus saillante que les autres phénomènes. Mais je suppose que la ménorrhagie n'existe pas, et je peux bien me permettre cette supposition, car le reste du tableau de la maladie s'est bien souvent rencontré dans la pratique : quel nom donnera-t-on à cet ensemble de symptômes restans ? ne pourrait-on pas y trouver ce qu'on appelle une inflammation de bas ventre, ou bien une fluxion de poitrine, et même, à la rigueur, une hydrophobie ?

Et pourquoi n'y verrait-on pas aussi simplement une maladie du cœur indiquée par les altérations du pouls ? Dans les systèmes reçus, les influences de cet organe sont, sans doute, aussi réelles et aussi étendues que celles de la matrice, ou des intestins, ou des poumons. Mais non, ces altérations sont trop communes, elles ne frappent pas assez fortement nos sens qui y sont habitués , pour qu'on y fasse une grande attention. On ne les considère presque jamais qu'en sous-ordre , si ce n'est dans quelques variétés chroniques de l'état maladif, parce qu'elles seules fournissent les symptômes les plus palpables de l'affection générale. Dans ces cas seulement, cette affection , évidemment étendue à tous les tissus, est dite maladie du cœur. Mais dans toutes les variétés ai-guës, on ne les conçoit que comme des sympathies. C'est toujours secondairement et sympathiquement que le cœur se montre affecté. Erreur manifeste! dans la plus part des cas , le cœur n'est ni plus ni moins ma-lade que les autres organes; il l'est comme eux et en même temps qu'eux. Il y a véri-tablement continuité et simultanéité d'affec-tion entre tous nos organes , selon la ma-nière que j'indiquerai par la suite.

Que résulte-t-il de cette fausse manière de voir, principalement à l'égard du cœur? c'est que l'étude du pouls ne fournit et ne peut fournir que des notions très-superfi-cielles et très-confuses sur l'état et le carac-tère du mal.

Cependant, comme la vérité est que le cœur participe presque toujours à l'état maladif de la même manière et au même degré que les autres organes, le degré d'altération de ses mouvemens indique au juste celui de l'affection générale, c'est-à-dire, qu'il fait connaître l'état de la vitalité tout entière. S'il y a des exceptions à cette règle, je les expliquerai plus tard. Ainsi, le pouls est pour moi maintenant une boussole presque suffisante pour établir mon pronostic, quelque soit la forme de la variété maladive et le nom qu'on lui donne.

D'ailleurs, je rattache à l'inspection du pouls beaucoup d'autres idées qui ont rapport au traitement, et que je ferai connaître dans la suite. Elles me semblent assez positives. Elles dérivent de la position du principal organe de la circulation sanguine, de ses rapports avec la vitalité générale et de la facilité avec laquelle on peut par lui apprécier les modifications, et surtout les divers états de force et de faiblesse de cette vitalité. Ainsi, si j'attache beaucoup d'importance à l'étude du pouls, ce n'est point du tout parce que le cœur a des influences spéciales ou des sympathies, comme on le croit généralement, ce n'est point parce qu'il jouit d'une prétendue vitalité particulière, et bien moins encore parce que le *génie* du mal se porte plutôt sur lui que sur d'autres parties. C'est tout simplement parce que sa position et le genre de ses mouvemens rendent plus faciles à saisir les modifications diverses de sa vitalité, qui sont, comme je l'ai déjà dit, l'image des modifications de la vitalité générale.

C'est un des points les plus saillans du tableau de l'état maladif. Le toucher seul suffit pour l'apprécier; et l'on en apprend plus par ce moyen que par les manœuvres de toutes sortes qu'on invente chaque jour. Aussi quelques soient maintenant l'aspect et la nature de tous les autres symptômes, aucun ne saurait m'en imposer, quand le pouls est peu ou point altéré. Cependant il y a des exceptions que je ferai connaître et qui seront faciles à concevoir. Dans l'état chronique, par exemple, le mal peut atteindre à un très-haut degré, sans que le pouls soit très-altéré. Je dirai ailleurs à quoi tient cette circonstance. D'ailleurs, s'il était quelqu'autre point plus palpable, ou quelqu'autre organe dont les altérations fussent plus sensibles que celles du cœur, ce serait lui qui mériterait le plus de fixer l'attention du praticien. Mais il ne paraît point en être ainsi. Les signes fournis par les autres organes, ne sont, ni si constans, ni si certains, que ceux qui partent du principal organe de la circulation sanguine, qui, au reste, se trouve presque dans tous les cas, comme je le montrerai, placé au centre du foyer principal de l'affection.

Dans l'état aigu surtout, il n'y a pas plus de maladies particulières pour les poumons ou tout autre organe de l'intérieur, qu'il n'y en a pour le cœur, la matrice ou l'estomac. Rien ne me semble plus superficiel que les idées qu'on attache à ce qu'on appelle une fluxion de poitrine, une pleurésie, péripneumonie, une hépatite, une splénite, une entérite, une péritonite, etc. Ces distinctions n'ont été établies que sur des notions très-imparfaites, sur des symptômes en général de peu de valeur. N'est-il pas bien naturel qu'au milieu du trouble général, chaque organe se comporte à sa manière et d'après son organisation et l'espèce de sa fonction ? n'est-il pas bien naturel, par exemple, qu'il y ait de la toux, comme il y a des nausées, comme il y a altération des mouvemens du cœur, comme enfin, il y a dérangement dans toutes les autres fonctions ?

Il en est d'ailleurs de la toux comme du vomissement; il suffit souvent d'un très-léger degré d'altération de la vitalité pour la produire. On la voit dans bien des cas exister dans un état presque de santé, et il n'est pas étonnant qu'elle se manifeste, même lorsqu'il est très-difficile d'apercevoir d'autres symptômes de maladie. Toutefois dans sa période la plus bénigne, dans ce qu'on appelle un simple rhume, je pense encore qu'elle se rattache à un certain degré d'altération de la vitalité générale. Il n'est pas toujours impossible de remarquer des signes plus généraux de cette altération.

DOULEUR.

Il est un autre signe de maladie, plus général que le précédent, auquel on semble attacher beaucoup d'importance, et qui est un de ceux qui ont fait commettre le plus d'erreurs de la nature de celles que nous examinons ici, c'est-à-dire, qu'il a été très-favorable à la vicieuse médecine de symptômes. Je veux parler de la douleur.

Combien de fois l'observation a - t - elle fait servir ce signe à la fixation ou limitation du siége d'une maladie ? *Ubi dolor*, *ibi fluxus*, a dit Hippocrate. Cet aphorisme a pour moi un si grand nombre d'exceptions, que je suis bien loin de le considérer comme une vérité générale. Je crois même qu'on ne doit en faire l'application qu'aux maladies externes et l'exclure pour les maladies internes. Ce que je dirai par la suite fera mieux comprendre mon idée à ce sujet.

Quoiqu'il en soit, la douleur est considérée, de nos jours surtout, comme un indice certain du siége qu'on assigne au mal. L'organe le plus souffrant est celui auquel on rapporte tous les autres phénomènes maladifs. Il n'y a que peu d'exceptions à cet égard.

C'est, à mon avis, une manière de voir radicalement fausse pour les maladies internes. La douleur est un symptôme très-illusoire, non-seulement par rapport au siége du mal, mais encore par rapport à sa gravité. Il n'existe souvent, ainsi que la toux et beaucoup d'autres symptômes, que dans un degré très-peu élevé de l'état maladif, tandis qu'il est fréquemment absent dans les cas graves, et voici à quoi je rapporte cette circonstance. Ce que je vais dire ici de la douleur, peut aussi s'appliquer à beaucoup d'autres symptômes.

MANIÈRE D'AGIR LENTE OU SUBITE DES CAUSES
DE MALADIES.

En général, c'est bien moins la gravité du mal qui détermine l'intensité de la douleur que la manière plus ou moins prompte, que la manière lente ou brusque dont s'établit l'état maladif, ou, ce qui revient à peu près au même, la manière lente ou subite dont agissent sur le corps les causes de maladies. Cette circonstance, extrêmement importante, a beaucoup plus d'influence sur le développement des symptômes de l'état maladif, que la nature même des

causes qui le déterminent. Elle est d'ailleurs presque généralement méconnue ou
confondue avec la vicieuse distinction d'état
aigu et d'état chronique des maladies.

Il n'y a pas de différences bien tranchées
entre les diverses variétés de l'état maladif;
sa base est toujours la même. On voit seulement que ses symptômes diffèrent suivant
le mode de développement qu'il observe, et
la disposition actuelle des organes. Or, il ne
se montre jamais plus violent que lorsqu'il
se développe en peu d'instans ou subitement. On dirait que les ressorts de la vie
sont tous sur le point d'être rompus, tant les
symptômes locaux que les généraux, tout
semble porté au dernier degré. On conçoit
bien que la vitalité et l'organisation doivent
se comporter différemment dans ce cas que
dans ceux où la maladie se développe plus
lentement. Il y a une infinité de degrés dans
la vitesse avec laquelle s'opère ce développement, et c'est ce qui a contribué puissamment à la distinction d'une foule de
prétendues espèces de maladies.

Lorsque l'état maladif se développe rapidement, il peut s'accompagner de phénomènes très-divers et très-prononcés, quoique peu
intense par lui-même. La douleur en particulier peut exister sur un ou plusieurs
points, même avec une certaine violence,

sans qu'elle soit le résultat de ce qu'on appelle une véritable inflammation. Il arrive
bien souvent qu'on l'observe dans quelques
points de la poitrine ou de l'abdomen, lorsque les mouvemens du cœur sont à peine
troublés, et qu'il n'y a bien certainement pas
véritable état inflammatoire ; car cet état
n'existe jamais sans être suivi d'une altération bien sensible de ces mouvemens. Combien de fois me suis - je assuré que l'état
maladif peut être porté même à un très-
haut degré, sans déterminer les altérations
internes et locales qu'on soupçonne d'après
l'existence de la douleur ! cela est vrai, nons
seulement pour les cas où jusqu'ici on était
accoutumé de ne voir que des affections
vitales et générales, mais encore pour ceux
qu'on envisage généralement comme des
affections locales et inflammatoires. Les douleurs locales qui en imposent si fortement à
la plus part des médecins, sont loin de pouvoir changer ma manière de voir à cet égard.
D'autant mieux qu'il est vrai aussi qu'il peut
y avoir des altérations matérielles très-graves, sans qu'elles soient accompagnées de
douleurs. Mais mon opinion sur ces sortes
de lésions diffère sous tous les rapports de
celle qu'on professe généralement, comme
on le verra par la suite. J'attribue bien moins
d'importance à l'organisation qu'on a coutume de faire.

C'est dans les accidens généraux bien plutôt que dans les locaux que je place le caractère de gravité de l'état maladif. Il est
pour moi bien démontré que ce sont les
premiers qui méritent presque exclusivement l'attention du médecin, dans la pratique
de l'art. Faire une médecine opposée, c'est
montrer des vues très-superficielles et très-
retrécies. Presque tout ce qu'on a écrit et
tout ce qu'on répète sur les distinctions locales et matérielles est en pure perte pour
la pratique de l'art. Ce qui le prouve mieux
que ce que je saurais dire, c'est ce qu'on
voit maintenant. Malgré toutes ces puériles
distinctions auxquelles on attache toujours
beaucoup d'importance en théorie, ne rè-
gne-t-il pas une tendance bien marquée pour
l'adoption d'une base unique de traitement?
et ce sont plutôt les degrés du mal que ses
variétés de siége et de formes qui font admettre les modifications. C'est une vérité
qui devrait frapper tous les yeux, et qui
devrait fortement disposer tous les esprits
à reconnaître l'unité vitale.

Je dis que c'est presque uniquement le
mode de développement de l'état maladif
ou la manière d'agir lente ou subite de ses
causes qui détermine le nombre, la nature
et le caractère des symptômes et même leur
degré de gravité. Il me paraît évident que

la nature de ces causes y influe fort peu ; car quelqu'elles soient, pour peu qu'elles aient d'intensité, elles frappent sur l'économie toute entière et non pas seulement sur tel ou tel organe , comme on le croit. Cela est vrai, quelque soit le point du corps immédiatement heurté. Je ferai sentir les causes qui ont fait méconnaître cette vérité jusques-là, et qui lui ont substitué un système incompréhensible de sympathies. Je conçois maintenant pourquoi la connaissance des causes d'un état maladif est si peu importante, et, en effet, si négligée pour le traitement de la plupart des variétés de l'état maladif. Dans les cas les plus ordinaires , quand on arrive auprès d'un malade , on peut bien ne pas s'inquiéter de la cause du mal, mais seulement de son degré d'intensité. Ces cas sont d'ailleurs bien plus nombreux qu'on ne pense. Que de peine on pourrait peut-être s'éviter pour la recherche de prétendues causes occultes !

Tous les jours on peut observer ce rapport qu'il y a entre la manière d'agir plus ou moins vive, ou plus ou moins lente des causes, et le degré du trouble qu'elles portent dans l'économie. Prenons pour exemple les effets d'une passion triste de l'âme. Lorsque le chagrin agit lentement, il occasionne ordinairement un trouble général peu sensible dans les commencemens ; et ce n'est qu'à la longue qu'il se manifeste d'une manière très-prononcée sur un ou plusieurs points du corps. D'autrefois ce trouble parvient même à un très-haut degré, sans qu'on puisse bien apprécier le nombre et le caractère des symptômes dont il s'accompagne. Il n'y en a aucun de bien décidé.

Ou bien, comme je viens de le dire, il s'en présente quelqu'un qui peut être en apparence plus dominant que les autres ; mais quoiqu'on ait l'habitude de le placer en tête d'une observation et d'en faire une maladie locale et particulière, il n'est souvent ni plus important ni mieux déterminé que la plupart de ceux qui coïncident avec lui. Cette remarque peut s'appliquer à peu près à toutes les espèces de maladies chroniques qu'on a imaginées et qu'on a faussement assignées à tel ou tel organe de l'économie en particulier. C'est ce qui sera facile de démontrer dans l'examen de chacune de ces prétendues maladies locales.

Quant au lieu d'agir avec lenteur, le chagrin agit sur le mécanisme vital d'une manière vive ou brusque, les accidens locaux et généraux qu'il occasionne sont très-prononcés, très-saillans, et acquièrent promptement un caractère très-élevé de gravité. Voyez ce qui arrive chez un grand nombre d'individus à la suite d'une nouvelle triste et imprévue. Il semble que tous les ressorts de la machine se brisent à la fois, tous les organes s'ébranlent, toutes les fonctions se troublent profondément, et souvent tout tombe dans l'anéantissement.

Quel tableau de maladie que celui qui fait le sujet de l'observation dont j'ai déjà parlé, et quelle puérilité de n'y voir qu'une maladie locale, qu'une ménorrhagie! la plupart des maladies qui remplissent les cadres des nosogistes semblent s'y trouver réunies. Remarquez comme tous les symptômes y sont prononcés. Cette douleur si vive répandue sur tout l'abdomen, ne s'emble-t-elle pas annoncer une inflammation de cette partie? pourquoi ne pas prendre cette circonstance pour la base de la maladie aussi bien que l'écoulement du sang par le vagin? l'agitation et la faiblesse générale, deux grands caractères qui accompagnent presque constamment, à des degrés différens, l'état maladif, se trouvent aussi, dans l'observation qui nous occupe, portés à un très-haut degré.

Enfin on y voit d'une manière très-manifeste tous les élémens qui constituent la plupart des variétés de l'état maladif, qu'on rencontre dans presque tous les cas, surtout dans ceux qui, comme celui en question,

se distinguent par un développement brusque et violent.

Cependant tout cet appareil de douleur,
de toux, d'inflammation, d'agitation, d'angoisses, cède à l'administration de quelques
grains d'émétique. Que de prétendues inflammations on a guéries et l'on guérit tous
les jours par ce moyen ou par d'autres semblables.

L'AGITATION ET LA FAIBLESSE SONT DEUX CA-
RACTÈRES GÉNÉRAUX PRESQUE CONSTANS DE
L'ÉTAT MALADIF.

Ces élémens de maladie, ces caractères
généraux, surtout l'agitation et la faiblesse,
sont si constans et si évidens, que je ne
peux m'empêcher de m'étonner qu'ils n'aient
pas, depuis long-temps, arrêté les efforts des
diviseurs, des classificateurs de maladies. En
effet, excepté les cas où l'état maladif est
trop peu intense pour déterminer un trouble
bien sensible de l'économie, et ceux où il se
développe avec une extrême lenteur, il est
toujours suivi d'un mélange d'agitation et de
faiblesse générales plus ou moins marquées.
Ces deux principaux caractères de l'état maladif sont liés au mécanisme vital ; ils sont
presque inséparables des chocs insolites
portés à ce mécanisme par les causes étran-

gères. Il arrive souvent qu'ils ne sont pas bien sensibles ; ma's dans ces cas, on peut encore les reconnaître à certains signes. Ce sont eux qui composent l'irrégularité qui s'empare de toutes les fonctions des grands comme des petits organes, et qu'il est facile de constater.

Enfin la faiblesse et l'agitation se combinent à des degrés variés, suivant les circonstances ; mais il est vrai que ces deux phénomènes se trouvent réunis dans la grande majorité des variétés de l'état maladif. On a eu bien tort de distinguer des maladies par excès de force, parce que cette force n'est que de l'agitation et qu'elle n'existe jamais en excès, dans les maladies, sans un mélange de faiblesse bien marqué. En effet, peut-on considérer un malade en proie à ce qu'on appelle une maladie inflammatoire ou sténique comme ayant acquis un surcroît de force ? n'est-il pas contraint de se tenir gisant sur son lit ? le moindre effort le renverse s'il est de bout. Si d'autrefois il est aux prises à des convulsions musculaires, cet état ne tarde pas à faire place à un abattement plus prononcé encore que ne l'était celui d'agitation où il était auparavant.

De même c'est sans raison qu'on a admis des maladies par faiblesse, parce que jamais ce phénomène ne se sépare du premier, et que l'état maladif repose dans tous les cas sur une exaltation insolite de la vitalité, ainsi que je le dirai plus loin. D'ailleurs il me sera plus tard bien plus facile de démontrer tout le peu de solidité de ces deux points d'appui dont s'est servi l'observation pour la distinction des maladies.

Mais je reviens à notre histoire de ménorrhagie , pour chercher à prouver de plus en plus que c'est principalement le mode de développement lent ou brusque de l'état maladif qui influe sur l'intensité et le caractère des symptômes dont il s'accompagne , et non sa nature, son espèce et son siége , comme on le dit ordinairement.

Quand ce développement s'opère d'une manière vive et brusque , il peut arriver de deux choses l'une , ou bien les symptômes acquièrent dans peu d'instans un caractère de gravité réelle : l'existence du malade est dans un danger imminent. Ou bien, au contraire , ce qui arrive assez fréquemment, la gravité du mal n'est qu'apparente ; ou du moins elle est beaucoup moins grande que semble l'annoncer l'étendue de l'appareil pathologique qui se présente. Je dirai ailleurs comment on peut faire cette distinction au lit du malade.

Ce dernier cas est précisément celui où s'est trouvé la femme , sujet de l'observation ci-dessus. Son état paraissait, sans contredit, au premier abord être très-fâcheux. Mais je n'hésite pas à croire qu'il n'en était réellement pas ainsi. Ce qui me confirme dans cette opinion, ce sont les moyens qu'on a employés pour le dissiper. J'attache à l'usage de l'émétique des idées autres que celles qu'on a eues jusqu'ici, et je suis loin de méconnaître entièrement ses avantages, mais je pense qu'il peut faire du mal dans bien des cas et particulièrement dans ceux où il y a imminence de danger. Or, comme il y a eu ici un plein succès, je ne peux m'empêcher de croire que la gravité du mal était plus apparente que réelle. C'est d'ailleurs, presque toujours dans des cas semblables qui, je le répète, sont plus nombreux qu'on ne croit, que l'émétique a réussi : aussi je m'étonne maintenant moins que jamais des triomphes qu'on lui attribue. Ce qu'on appelle, une fluxion de poitrine, une gastrite, une entérite, etc. ne sont souvent pas plus de véritables inflammations que le cas de maladie précédent, quoiqu'elles soient accompagnées de vives douleurs et d'autres symptômes très – prononcés.

Ce même exemple de maladie pourrait me fournir un bien plus grand nombre de considérations, mais je m'arrête, parce que je ne suis pas assez avancé dans le développement des principes de la doctrine que j'ai embrassée. Ce que j'ai voulu principalement faire remarquer ici, c'est l'harmonie ou la simultanéité d'affection qui règne entre tous nos organes et les vices de l'observation qui ne trouve presque partout que des maladies locales et des sympathies. Mais ce que je dirai par la suite fera, peut-être, mieux comprendre mon opinion sur ce point, ainsi que sur tous ceux que j'ai déjà agités, seulement en passant.

Si au lieu d'avoir une invasion brusque et vive, l'état maladif se développe lentement, l'aspect qu'il présente est tout différent que dans le premier cas, le trouble général est plus obscur. Le danger est aussi moins imminent. Mais il acquiert souvent un haut degré d'intensité, avant même que les mala_ des et ceux qui les entourent y portent une grande attention. C'est qu'il semble que les ressorts de la vie se prêtent jusqu'à un cer_ tain point à cet état insolite, et qu'ils s'y habituent, pour ainsi dire. Les fonctions, dans bien des cas, continuent à s'exécuter d'une manière telle qu'elle, et quelquefois presque comme dans l'état naturel.

C'est, au reste, à cette faculté très-évidente des ressorts de la vie de s'habituer aux secousses insolites qu'ils reçoivent, qu'est dû le passage de ce qu'on appelle l'état

aigu des maladies à l'état chronique. La vive
agitation où ils se trouvent dans les premiers
temps de l'état maladif, diminue peu à peu ;
le calme semble se rétablir ; le trouble général est, en effet, moins violent. Mais pour
cela il ne cesse pas d'être général et de
comprendre la vitalité toute entière. Si l'altération des fonctions de tissus ne frappe
pas autant nos sens que celle des grandes
fonctions, n'est-il pas évident que c'est parce
que les premières n'ont pas naturellement
un aussi grand développement que les dernières ; qu'elles sont plus obscures ou moins
palpables qu'elles ? Il n'est donc pas étonnant que nous ne puissions pas saisir toutes
leurs modifications, comme nous saisissons
celles qui surviennent à l'exercice des grands
organes. Mais je le demande, quelles sont
les variétés de l'état maladif, tant chroniques
qu'aiguës, pour peu qu'elles aient quelque
importance, où il ne règne pas un dérangement quelconque dans toutes les fonctions
de tissus, dans les absorptions, les exhalations, la nutrition ? pour mon compte, je
nie qu'il y en ait.

Mais comme ce trouble général est un
peu moins apparent dans l'état chronique
que dans l'état aigu, il est moins étonnant
qu'il n'ait fourni jusques-là à l'observation
que des aperçus locaux et isolés. Se copiant

éternellement les uns les autres, les médecins ont pu jusqu'à ce jour n'être frappés
que par les symptômes les plus marquans,
par ceux surtout qui ont leur siége dans les
grands organes, par ceux, enfin, qui se distinguent par des caractères très-saillans, ou
qui sautent aux yeux, pour ainsi dire; tels
que, par exemple, ceux qui émanent du
dérangement de la digestion, de la circulation sanguine, de la respiration, des facultés
de l'esprit, les douleurs locales, les lésions
matérielles, les dépôts, etc. etc. Comme tous
ces résultats de l'état maladif constituent des
symptômes qui sont plus apparens que ceux
qui dérivent de l'altération des fonctions de
tissus, ils ont dû servir tour à tour de base
à une ou plusieurs espèces de maladies.

Il est pourtant des cas où ces lésions locales
sont vraiment les circonstances les plus importantes de l'état maladif et ses seules causes
entretenantes, ainsi que je le dirai bientôt :
mais ils sont beaucoup plus rares que cela ne
paraît et ne sont ordinairement que la suite
d'un état pathologique à plus large base.
Quoiqu'il en soit, on n'a jamais su distinguer
ces deux espèces de cas ; de nos jours même
on les confond plus que dans les anciens
temps. On veut à toute force ne voir que
des maladies locales ou des lésions organiques et matérielles. On ne fait aucune dis-

tinction entre l'état maladif interne et les lésions externes. C'est méconnaître la différence qui existe entre les lois vitales qui régissent les organes extérieurs du corps et celles qui régissent les intérieurs. Quoique le principe de vitalité soit au fond le même pour toutes nos parties, il varie néanmoins dans sa manière d'agir.

Cependant quand l'état maladif existe sans être accompagné de phénomènes locaux extraordinaires ou très-frappans, on n'assigne aucun siége au mal, on ne voit que l'agitation générale à laquelle on donne le nom de fièvre. Ce phénomène qui, ainsi que je l'ai déjà dit, existe dans tous les cas, d'une manière plus ou moins prononcée, a paru jusqu'ici aux observateurs, dans certaines circonstances, comme le seul symptôme dominant et qui mérite le plus l'attention. Cependant on en a distingué de plusieurs espèces d'après quelques circonstances dont il s'accompagne et qui sont prises tantôt sur la prédominance de quelques symptômes locaux ou généraux, tantôt sur le caractère de gravité de l'affection. C'est ainsi qu'on a créé une classe de maladies qu'on appelle les fièvres.

Cette doctrine est, peut-être, un peu moins vicieuse que celle des maladies locales dont j'ai parlé plus haut. Cependant l'une et l'autre

pèchent par bien des côtés, mais particuliè-
tement sous deux points de vue. On tombe
dans deux défauts contraires par rapport au
siége principal qu'on assigne au mal. Dans
le premier cas , c'est à tort qu'on le borne à
un seul organe, ou à un système d'organes ;
et dans le second , on se trompe en l'étendant indistinctement à toutes les parties du
corps. Il est vrai qu'on paraît ne pas savoir
sur combien de tissus porte la fièvre. Beaucoup la placent seulement dans l'appareil de
la circulation sanguine. Mais néanmoins on
est assez généralement enclin à la considérer
comme une affection générale. Il y a d'ailleurs un peu plus de raison dans cette dernière manière de voir que dans l'autre , et
je veux bien envisager les choses par leur
meilleur côté.

Si je ne me trompe , l'opinion que j'ai sur
la véritable base de l'état maladif est plus
juste que toutes celles qui ont paru jusqu'ici.
Elle concilie , du moins dans mon esprit ,
tout ce que ces dernières paraissent avoir
de contradictoire et d'opposé. Mais avant
de m'expliquer sur ce point, je vais essayer
de faire ressortir d'autres erreurs qui sont
nées de l'observation des maladies.

J'ai parlé de la faculté que la vitalité générale a de s'habituer aux secousses insolites
qu'elle reçoit de la part des causes étrangè-

res, (je dirai plus tard qu'elle est la nature de cette vitalité et de ces secousses); j'ai établi que c'était à la faveur de cette faculté que s'opérait le passage du caractère aigu de l'état maladif à son caractère de chronicité. Eh bien, il est très-manifeste pour moi que c'est aussi à cette même faculté qu'il faut attribuer les guérisons spontanées, qui surviennent sans le secours de l'art ou à l'aide seulement de ce qu'on appelle la médecine expectante.

Après un certain temps d'agitation plus ou moins vive, l'atmosphère vitale peut rentrer d'elle - même dans son assiette ordinaire, quand son trouble n'est pas porté trop loin et qu'il n'est pas entretenu par quelque cause permanente. Cette dernière circonstance est d'ailleurs infiniment plus rare qu'on ne pense, et il est très-ordinaire que l'action des causes qui déterminent l'état maladif ne soit que fugace ou passagère. Je vais dire bientôt à quoi tient ordinairement la continuation de cet état après la disparution de ses causes déterminantes : nous verrons que ce n'est ni à des corps étrangers, ni à des lésions matérielles, comme on le croit généralement.

Quoiqu'il en soit, quand le trouble de la vitalité cesse de lui-même et que le calme se rétablit par le seul fait de la temporisation, on ne manque pas d'attribuer ce bienfait à une puissance occulte, à un être idéal qu'on appelle nature. On est bien obligé d'avoir recours à des mots pour cacher l'ignorance où l'on est de la chose elle-même. Que de rôles on fait jouer à ce prétendu génie conservateur ! c'est à lui que l'on rapporte tout ce qu'on ne conçoit pas. C'est assez dire combien sont grandes les attributions qu'on lui prête. Il est d'un grand secours en théorie, comme en pratique ; on le place partout, on le met à toute sauce. Enfant né de l'observation des maladies, il se retrouve dans tous les sentiers des sciences physiologiques.

Mais cette considération n'est pas la plus importante de celles qui peuvent naître de l'examen de la faculté vitale dont je viens de parler : il en est d'autres qui méritent bien plus d'attention. Ainsi elle contribue fortement à changer ou modifier la forme ou l'aspect de l'état maladif. Ce n'est pas du tout la même chose de voir cet état à ses premières périodes et de le voir vers son déclin. Les symptômes du trouble général changent de forme en diminuant d'intensité. Il en est de même aussi lorsqu'ils acquièrent plus de violence.

Or, on prend très-fréquemment ce changement de forme pour un changement de la

nature même de l'état maladif. On dit qu'il
y a eu transformation de l'affection première
en une nouvelle affection. Il résulte donc de
cette manière superficielle de voir et d'observer encore un autre motif illusoire de
créer des espèces de maladies.

Enfin, une autre considération qui favorise en apparence la doctrine des distinctions
et des divisions d'espèces, c'est que la faculté
qu'ont les ressorts de la vie de s'habituer à
l'état maladif et de tendre d'eux - mêmes à
rentrer dans l'ordre naturel, peut permettre
de varier infiniment les méthodes de traitement. Elle dispose ces mêmes ressorts à recevoir plusieurs espèces de modifications
thérapeutiques avec des avantages plus ou
moins grands? ainsi l'état maladif peut et
doit souvent se traiter bien différemment
suivant qu'il est à son début, vers son milieu ou à sa fin. Tel moyen curatif qui réus-
sirait , lorsque l'ébranlement général tire
vers sa fin, pourrait être très-dangereux
dans son commencement ou dans ses périodes les plus élevées. Ceci est moins connu
que cela ne paraît, et il y a, à cet égard,
des nuances assez nombreuses dans l'état
maladif, qui sont loin d'être bien appréciées.
On ne sait pas proportionner l'action des
moyens qu'on met en usage avec les divers
degrés d'agitation où peuvent se trouver les

ressorts de la vie. On croit avoir assez fait
que d'avoir établi des moyens pour chaque
espèce ou plutôt pour chaque symptôme de
maladies. On a trop peu égard aux périodes
d'existence et aux degrés d'intensité du mal.
On pourrait trouver sur ce point des raisons
presque suffisantes pour expliquer la guérison
de l'état pathologique par des moyens d'une
variété extrême, variété sur laquelle on s'appuie si fort pour poser des distinctions tranchées.

Comme tout a contribué jusqu'à présent
à fausser les idées en médecine et en physiologie ! ainsi, quoi de plus propre à cela que
ces espèces de succès obtenus en sens divers
dans la pratique de l'art, et surtout ces
tentatives de toutes sortes suivies ou non
de succès ? d'ailleurs il est une foule de
moyens ou impuissans ou nuisibles qui n'auraient jamais été connus, si les ressorts de la
vie conservaient toujours leur même degré
de susceptibilité, et s'ils ne s'habituaient pas
jusqu'à un certain point d'eux-mêmes aux
secousses souvent imprudentes qu'on leur
imprime.

Il est certain que lorsque l'état maladif
a quelques temps de durée, les ressorts de
la vie se prêtent beaucoup mieux aux essais
et aux manœuvres de toutes sortes auxquels
on veut les soumettre, que dans les premières

périodes de son existence. L'effet des fausses
tentatives est bien moins appréciable dans
le premier cas que dans le dernier. On peut
se livrer à beaucoup d'épreuves, sans qu'il
en résulte des inconvéniens bien palpables
et sans exposer sa réputation.

Il ne faut donc pas s'étonner que les me-
thodes de traitement soient si multipliées et
si diverses pour les variétés chroniques de
l'état maladif. C'est le triomphe de la médecine empirique et de la polypharmacie.

Je peux dire que je ne m'en laisse plus
imposer par la variété infinie des méthodes
de traitement qu'on a jusqu'ici mises en
usage.

1.º Je me rends, jusqu'à un certain point,
raison des circonstances qui ont favorisé
cette variété : je dis qui ont favorisé et non
pas nécessité, car je pense qu'on peut lui
donner des bornes beaucoup plus étroites
que celles qu'elle a, et que c'est par manque
de vraies connaissances physiologiques si on
lui a donné toute l'extension qu'on lui connaît.

2.º Cette variété cependant ne porte pas
sur des caractères si tranchés que cela paraît, et y a plus de rapports entre les diverses méthodes de traitement qu'on ne le
croit généralement. Je pourrai en fournir
la preuve par les développemens ultérieurs.

dans lesquels j'entrerai. Quand on connaîtra la physiologie pathologique que je professe, j'espère qu'on ne l'accusera pas d'enseigner une pratique exclusive. J'en indiquerai une qui me semble aussi physiologique que possible, et appropriée à la nature et au jeu des élémens de la vie, qui pourrait s'appliquer presque à tous les cas; mais qui, néanmoins, n'exclura d'une manière absolue aucune de celles qu'on connaît jusqu'ici.

C'est là précisément ce qu'on doit attendre d'une bonne doctrine. On ne peut pas nier les faits. Les plus vicieuses méthodes qu'on puisse imaginer ont eu des succès. Or, il faut une physiologie qui explique pourquoi et comment cela a pu avoir lieu, et les cas où cela peut se répéter encore. Il faut que la doctrine se plie à tous les faits et non pas les faits à la doctrine. Mais il est vrai de dire que les mauvaises méthodes, les tâtonnemens, les essais de toute espèce ont tellement multiplié les faits, ou plutôt leur ont donné des formes si variées et si vicieuses, qu'il faudrait plus de travail pour les suivre tous et les montrer sous leur véritable jour, que je n'en ai éprouvé à établir toutes les bases de la doctrine générale que je professe. L'erreur et l'illusion sont à toutes les avenues de la science, et il faudrait un plus gros livre pour montrer tous les points qu'el-

que tous les phénomènes de la vie reposent sur la même base , qu'ils obéissent à une seule et même puissance , et qu'ils ne diffèrent les uns des autres que par leur mécanisme et par leurs résultats : différence qui , d'ailleurs , n'est que l'effet de celle qui existe dans l'organisation ou la disposition matérielle des organes.

Quelles sont , par exemple , les bases qu'on donne à la classification des fonctions? sans doute , on doit reconnaître comme bien fondée la distinction générale qui porte sur celles qui sont relatives à la conservation de l'individu , et celles qui servent à la propagation de l'espèce. Elle est aussi bien établie celle qui sépare en deux grandes classes les fonctions individuelles , savoir , la première qui comprend les fonctions de nutrition et l'autre les fonctions de relation. Ces distinctions reposent sur des aperçus grands et philosophiques.

Mais quelle extension inopportune ne leur a-t-on pas donnée , et quelles fausses conséquences n'en a-t-on pas tirées! quelle erreur de la part de Bichat , d'avoir pensé que cette dernière distinction pouvait s'étendre jusqu'aux élémens mêmes de la vitalité! jamais personne n'a porté plus loin que ce physiologiste l'abus des distinctions et des divisions. Personne n'a disséqué la vie comme il l'a fait.

Son système de propriétés vitales peut être très-ingénieux, mais il n'y a rien à mon avis de plus mal fondé. De tous ceux qui ont paru jusqu'à présent, c'est peut-être celui qui s'éloigne le plus de la vérité. Mais il est le résultat de l'abus que son auteur a fait des vivifications, et nous verrons ailleurs que rien n'a été jusqu'ici plus trompeur que ce genre d'expériences et plus propre à faire méconnaître les plus importantes vérités physiologiques.

D'ailleurs la distinction des deux vies est bien moins physiologique qu'on le croit; et c'est plutôt philosophiquement que physiologiquement qu'on doit l'envisager. Elle ne porte que sur l'extérieur du corps, sur le jeu des organes visibles, et nullement sur les élémens ou la base même de la vie. Les liens qui unissent ce qu'on appelle les deux vies, sont extrêmement nombreux et puissans. Il faut donc se garder d'attacher une importance physiologique trop grande à cette distinction indiquée par Aristote. Mais j'examinerai bientôt de plus près cette question.

Comment ensuite distingue-t-on les fonctions qui sont spécialement destinées à la vie de nutrition ? quelle confusion il y a sur ce point ! chaque physiologiste les classe, les divise comme il l'entend. Or , savez-vous pourquoi cet état d'incertitude et d'obscurité? c'est qu'on veut à toute force couper, trancher des choses qui sont intimément unies. On veut trouver des classes , des genres, des espèces dans un cadre qui forme un seul tout, dont toutes les parties sont continues et indivisibles. Cependant si l'on envisageait les fonctions internes sous leur véritable point de vue, sous celui du but auquel elles tendent , on apercevrait leur ensemble et leur liaison. En effet, quel est-il ce but ? y en existe-t-il plusieurs ? non , sans doute, leur but unique à toutes , c'est l'entretien ou la conservation de l'organisation et de sa vitalité. Pour mon compte , je ne saurais voir dans leur exercice autre chose que l'exécution des deux mouvemens de composition et de décomposition.

Le premier comprend l'absorption cutanée , pulmonaire et digestive , et l'exhalation interne. Le second se compose de l'absorption interne, de l'exhalation cutanée et pulmonaire, et de la sécrétion des reins, qui est plutôt une exhalation qu'une sécrétion.

La circulation lymphatique et sanguine sert d'intermédiaire à tous ces différens actes: elle est la voie de communication entre les bouches absorbantes et les exhalantes.

Dans le mouvement de composition, il y a absorption de nouveaux principes constituans par la peau, les poumons et les organes de la digestion. Ils sont transportés dans le torrent de la circulation par les vaisseaux lymphatiques. Et cette dernière les dépose, par le moyen des exhalans internes, dans l'épaisseur de nos parties, tant fluides que solides. Je dis tant fluides que solides, parce que la composition des fluides qui font partie constituante du corps, tels que la synovie, la moelle, la sérosité des membranes séreuses, la cellulaire, etc., s'opère de la même manière et suivant le même mécanisme que celle des solides. C'est à tort qu'on l'a séparée jusque-là de la nutrition.

Dans le mouvement de décomposition, les anciens principes sont absorbés dans l'épaisseur des parties constituantes, solides et fluides, sont reportés dans le torrent de la circulation d'où une partie est rejetée au-dehors par les exhalans de la peau, des poumons et des reins, tandis que l'autre partie séjourne, circule et va composer encore, parce qu'elle retrouve dans le sang assez de principe vivifiant pour se maintenir à l'état d'animalisation.

Il me semble que tel est en somme le mécanisme des deux mouvemens de composition et de décomposition. On voit qu'il nécessite le concours d'une nombreuse série de fonctions et qu'il lie un grand nombre d'organes entr'eux. Il suffirait presque seul pour montrer le vice des méthodes physiologiques qui séparent toutes nos parties et tous les phénomènes de la vie, qui les montrent tous décousus. Mais cette circonstance n'est pas, à beaucoup près, la seule qui puisse servir à faire paraître l'ensemble et l'harmonie qui règnent entre tous les organes de l'économie, ainsi que nous le verrons plus tard, en parlant de l'atmosphère nerveuse. Toutefois je dois dire que c'est par elle et par les aperçus qu'elle m'a fournis que j'ai débuté dans la nouvelle carrière que je me suis ouverte. J'ai commencé par étudier, par la voie de l'analyse, les rapports que pouvaient avoir entr'eux les différens actes de l'économie. C'est là l'origine de toutes les idées que j'ai acquises sur la vie et sur la nature en général, sur les deux états de santé et de maladie, dans l'homme. C'est bien injustement qu'un auteur très-connu m'a accusé de marcher sur ses traces et de vouloir m'approprier ses idées. Mais l'exposé seul de mes principes me justifiera sans doute pleinement à cet égard, et ce reproche ne m'inquiéte en au-

cune manière, quoiqu'il ait pu, jusqu'à présent, me porter tort auprès des personnes
qui ne me connaissent pas. Toutefois, il me
semble, qu'il aurait dû suffire de lire avec un
peu d'attention ce que j'ai écrit jusqu'à présent, pour ne pas tomber dans la même
erreur que M. Broussais.

Dans les animaux, surtout dans ceux qui
occupent les premiers degrés de l'échelle
des êtres vivans, le mécanisme de la nutrition est beaucoup plus compliqué que dans
les végétaux. Dans ceux-ci, les bouches absorbantes et les exhalantes ne sont séparées
que par des vaisseaux presque uniformes
dans toute leur longueur. L'absorption des
principes constituans et leur dépôt dans l'é-
paisseur des parties s'effectuent par des canaux de nature à peu près identique sur
tous leurs points. Ainsi il n'y a point de
réservoir ni d'organes particuliers pour la
circulation, comme dans les animaux.

Dans ces derniers, les bouches absorbantes
sont très-variées et très-compliquées, ainsi
que les canaux dans lesquels circulent les
principes nutritifs. Mais cette complication
n'est qu'une complication de forme et d'organisation, et il n'y a pas moins continuité
entre les bouches absorbantes et les exhalantes, comme dans les végétaux.

Ainsi on voit que toutes les fonctions internes dont j'ai déjà parlé sont doublement unies, et par l'unité du but auquel elles concourent et par la continuité matérielle des parties qui servent à leur exécution. Toutes ne sont que des branches d'un même mécanisme. C'est une vérité qui m'a aidé à reconnaître aussi l'unité de la puissance vitale qui préside à tous ces actes, ainsi qu'on le verra plus loin.

DES SÉCRÉTIONS.

Toutes les fonctions internes que je n'ai pas encore nommées, se rattachent d'une manière intime à ce mécanisme, et servent à le compliquer, à l'agrandir. Telles sont les sécrétions qui sont liées à l'acte de la digestion et qui concourent à la formation du chyle.

Il paraît que les principes constituans, tels qu'ils se trouvent dans le sang, après la simple absorption, ne peuvent suffire à la composition de toutes les substances animales. Il faut encore, pour le complément de la nutrition, qu'une certaine quantité de ces principes subisse des préparations vitales plus compliquées que la simple absorption et la circulation ; il faut qu'ils passent au

creuset des sécrétions. C'est ainsi qu'ils forment de nouvelles substances propres à la
composition de certaines parties de l'organisation.

Dans d'autres cas, le travail des sécrétions
a pour but de créer des fluides très-anima-
lisés, très-chargés de principe vivifiant pour
les mettre en contact avec les substances
venues du dehors, lesquelles ont besoin
de se mettre promptement en rapport avec
le degré de vitalité animale. Telle est la destination des sécrétions des voies digestives et
pulmonaires et des fluides qui en sont le produit. Ces fluides, se mêlant aux alimens et
à l'air respiré, animalisent ces substances.

Quant aux sécrétions dont le but est autre
que celui de la nutrition, elles se rattachent
toujours à elle par la continuité de leurs parties; c'est dans le même réservoir que puisent tous les canaux sécréteurs et nourri-
ciers.

Je dis qu'il y a des sécrétions qui servent
à composer des substances qui sont spécialement destinées à la formation et à l'entretien de certaines parties de l'organisation.
Je rapporterais bien ici ce que j'ai observé
relativement à la graisse, la bile et la fibrine,
d'où je suis porté à inférer que ce sont trois
degrés de vitalité par où passe la fibre mus-

culaire pour arriver à son dernier degré
d'animalisation. Mais comme ma conviction
n'est pas encore entière à cet égard, je préfère me taire que d'exposer de simples
doutes.

Cependant je ne peux m'empêcher d'aller
au-devant d'une objection qui se présente,
comme d'elle-même, et qu'on pourrait croire
péremptoire. C'est que ce ne sont pas les
animaux les plus gras qui sont les plus musculeux, et que les plus musculeux sont, en
général, les plus maigres. La graisse ne contribue donc pas à la formation de la fibrine.
Tel est le raisonnement qu'il semble au premier abord tout naturel de m'opposer. Mais
je réponds que cette circonstance est au contraire une preuve en faveur de la proposition
que je mets en avant, et qu'elle atteste mieux
que tout autre chose le rapport qu'il y a
entre la graisse et la fibrine.

En effet, les animaux gras ne sont tels
que parce qu'ils ne se donnent pas de mouvement, qu'ils n'exercent pas leurs muscles,
et que ce repos affaiblit l'action vitale qui
fait passer la graisse en bile, et la bile en
fibrine. Dans les animaux qui exercent fortement leurs organes musculeux, la graisse
est à peine formée et déposée dans ses cellules, qu'elle est prise et portée dans l'organe

biliaire qui la transforme en bile, laquelle
sert, dans mon hypothèse, à la composition
de la fibrine. Il est des animaux chez qui on
ne trouve de graisse qu'aux environs de l'appareil biliaire et en très-petite quantité, ils
sont en général très-musculeux. Ils jouissent,
sans doute, d'une vitalité très-active. Les
deux mouvemens de composition et de décomposition sont chez eux très-rapides ;
particulièrement en ce qui concerne la
graisse et la fibrine.

Du reste je dirai aussi que ce sont les personnes athlétiques qui sont aussi les plus
bilieuses, c'est-à-dire, qui ont l'appareil
biliaire plus développé et plus actif ; car je
n'appelle pas bilieux les individus gras qui,
par défaut d'exercice, ont continuellement
des aigreurs et des nausées. On sait que les
athlètes ont ce qu'on appelle le tempérament
bilieux, et qu'ils sont très-sujets à certaines
variétés de l'état maladif qu'on nomme bilieuses, parce que la bile semble y jouer
le rôle le plus apparent. Je borne ici les
réflexions que je voulais faire en faveur de
la proposition physiologique que j'ai énoncée.
Je passerai sous silence celles que j'ai puisées dans un autre ordre de considérations.

Je ne décide pas si cette proposition est
fondée ou non ; mais ce qu'il y a de sûr,

c'est que la remarque que j'ai faite, relativement au développement alternatif ou simultané de la graisse, des organes biliaires
et de la fibrine, et au rapport que j'ai cru
apercevoir entre ces trois produits de l'animalisation, m'a été d'une grande utilité. Elle
a été des premières qui se soient présentées
à mon esprit. Elle m'a fait sentir que nos
parties se correspondent par des liens bien
plus étendus que ceux qu'on leur prête ordinairement. Elle m'a montré combien on s'é-
loigne du but, en étudiant isolément chacune
des parties qui entrent dans la formation du
corps, et le vide des moyens physiques,
mécaniques ou chimiques qu'on met en
usage pour cette étude.

En effet, quelle lumière peuvent fournir
ces moyens sur les rapports vitaux de nos
organes? les résultats répondent à cette
question. On peut bien dire qu'il sont à peu
près nuls, ou, ce qui vaut encore moins,
ceux qu'on connaît consistent presque tous
dans des notions vagues et fausses.

Ces moyens d'investigation ne sont bons
que pour éclairer sur les rapports matériels
des différentes parties du corps. Mais cette
connaissance n'est que d'une importance
très-secondaire pour le médecin. C'est dommage, car on peut dire que la science est

d'une richesse à cet égard qui va jusqu'au luxe. Le creuset, l'alambic, le scalpel sont en permanence ; tout cela dissèque, analyse, sonde et creuse la matière de mille manières : aussi aucun rapport matériel des corps de la nature n'échappe à leur investigation, et notre époque a droit de s'énorgueillir des progrès que la science a fait sur ce point.

On ne peut pas nier qu'il soit résulté de cet état de choses des avantages plus ou moins grands pour la médecine et la physiologie. Mais comme par une espèce de fatalité attachée aux choses humaines qui, presque toujours, ont un mauvais côté, cette manière d'étudier la nature a eu pour résultat d'éloigner davantage la connaissance des rapports vitaux. Plus on a divisé, disséqué, décomposé, plus on a perdu de vue les élémens mêmes de la vie : on a, pour ainsi dire, forcé cette dernière à s'échapper et à se voiler elle-même. S'il en est ainsi, comme j'espère qu'on s'en convaincra par la suite, l'application des moyens physiques, chimiques et mécaniques à l'étude des corps vivans, aurait eu de grands inconvéniens pour contre-balancer les avantages qui en sont résultés.

La philosophie moderne pourrait bien errer dans la prédilection presque exclusive qu'elle montre en faveur de ces moyens.

Je pense que c'est à tort qu'elle se refuse
d'admettre d'autres vérités que celles qui se
démontrent par leur secours, et qu'elle ne
s'arrête qu'aux choses qui frappent les sens.
Elle veut tout voir et tout toucher. La supposition d'un principe vital, est elle-même une
chimère à ses yeux, parce que ce principe
n'est pas analysable par les moyens en question. J'ai quelque temps partagé cette erreur;
mais maintenant elle est loin de mon esprit.
J'ai saisi par le raisonnement mille preuves
de l'existence de ce principe : elle est aussi
évidente pour moi qu'elle me semblait cachée auparavant. Elle se manifeste sur tous
les points et dans tous les phénomènes de la
nature, et surtout dans ceux qui appartiennent aux corps qui jouissent sensiblement
de la vie.

DISTINCTION DES SOLIDES ET DES FLUIDES.

L'importance qu'on attache à cette distinction est aussi beaucoup trop grande.
Elle repose sur des considérations qu'on
pourrait encore appeler de pure forme,
plutôt que sur des différences fondamentales. Ne reconnaît-on pas partout l'influence
de cette habitude qui consiste à poser des
lignes tranchées de démarcation entre toutes

les parties et tous les phénomènes de l'organisation , et à faire ainsi d'un corps vivant
mille corps différens ? que sont les fluides
de l'économie vivante, si non un état mo-
mentané et alternatif des solides ? les molécules qui entrent dans la composition du
corps passent d'un état à l'autre sans changer
de nature. Il n'y a que les proportions qui
varient. Dans les fluides il se trouve un peu
plus de molécules aqueuses que dans les solides ; voilà toute la différence qui existe
entre les deux états, considérés d'une manière générale.

Tous les solides ne passent-ils pas par
l'état fluide pour arriver à leur degré de
consistance, et n'y a-t-il pas réellement continuité entre les deux états ? la lymphe ,
le chyle et le sang , fluides absorbés, contiennent indistinctement les matériaux des
solides et des fluides exhalés. Enfin, le même
mode d'action vitale, compose les fluides et
les solides. Tous sont absorbés et exhalés de
la même manière. Le produit préparatoire
des sécrétions, quoique fluide à son origine,
est également destiné à concourir à la formation , par exhalation , des solides et des
autres fluides de l'économie. Le but de presque tous les fluides absorbés et sécrétés est
le même, la composition des parties constituantes du corps , tant fluides que solides.

La seule distinction que je voudrais établir entre les divers fluides de l'économie serait la suivante, qui porterait sur leur origine et leur mode de formation : je distinguerais des fluides absorbés, des fluides sécrétés et des fluides exhalés. Je crois qu'on peut les comprendre tous dans ces trois cathégories. La première se composerait de la lymphe, du chyle et du sang ; la seconde des sucs digestifs, de la bile, du lait et de la liqueur séminale ; la troisième des sérosités cellulaires, synoviales et membraneuses, du produit de la transpiration, du produit de l'exhalation pulmonaire et de l'urine.

Je dois dire ici toutes les raisons qui m'engagent à considérer la séparation de l'urine plutôt comme une exhalation que comme une sécrétion. On a déjà vu que je prends en considération le but de cette fonction, et que je la regarde comme un des trois points du mouvement de la décomposition générale. Ensuite la structure des reins paraît être une agglomération de vaisseaux exhalans plutôt qu'un parenchyme glanduleux. On dirait que ces vaisseaux sont un supplément à ceux de la peau et des poumons ; que la nature n'ayant pu placer sur ces deux derniers points, tous les émonctoires de l'économie, en a réuni une partie dans les reins. Elle leur a donné la forme de faisceaux très-rapprochés, les a rangés le plus commodément possible, dans l'intérieur du corps, en leur adaptant un réservoir particulier, d'où le fluide qu'ils séparent n'est rejeté au-dehors que par intervalles.

Il semblerait que l'exhalation de l'urine correspond particulièrement à la digestion. Mais comme je ne crois point à ces relations spéciales ou sympathiques qu'on a tant multipliées dans les traités de physiologie, voici quel sens j'attache à cette proposition : je crois que les fonctions des reins existent à cause de la présence de la digestion, c'est-à-dire, que les deux actes de la vie coïncident l'un avec l'autre, de telle sorte que si la digestion n'existait pas, il n'y aurait pas d'exhalation d'urine. D'ailleurs si cette dernière est plus active pendant l'exercice de la première que dans les autres instans de la vie, je pense qu'il en est de même de la transpiration cutanée et de l'exhalation pulmonaire. Ce n'est pas seulement l'action des reins qui est excitée par la présence des alimens dans l'estomac, mais encore celle de la peau et des poumons. L'excitation est générale et non locale ; elle porte sur la vitalité toute entière.

Loin de voir une coupe tranchée entre les fluides et les solides de l'économie, je considère qu'ils sont tellement unis entr'eux et dépendans les uns des autres, qu'ils ne forment qu'un ensemble, qu'un seul tout. Le corps vivant n'est qu'un seul corps et non un assemblage de plusieurs corps. Aucune de ses parties ne saurait exister par elle-même ou dans un état d'isolément : aucune ne peut se maintenir dans son état naturel, si on la sépare du tout.

C'est encore un point de rapprochement très-marqué à établir entre les solides et les fluides, que cette manière de se comporter des uns et des autres, lorsqu'ils sont séparés en tout ou en partie de leur atmosphère vitale. Il est évident qu'elle leur est commune. Si les solides ne se décomposent pas si promptement que les fluides, c'est que la cohésion des molécules est dans eux plus grande que dans les fluides, mais toujours est - il vrai que cet événement arrive tôt ou tard pour les premiers comme pour les derniers.

Tous ces rapprochemens entre l'état solide et l'état fluide, et surtout celui qui porte sur leur décomposition, ont été pour moi d'un grand secours. Les lignes de démarcation qu'on a toujours établies entre ces deux états, ont eu pour principal résultat de faire distinguer deux espèces de vitalité. Ç'a toujours été très-imparfaitement qu'on a pu appliquer aux fluides les lois vitales qu'on a cru reconnaître dans les solides.

Dans ces derniers temps même on s'est habitué à ne voir la vie que dans ceux-ci. Les fluides sont à peu près considérés comme entièrement soumis à ce qu'on appelle les lois chimiques. Mais il est vrai de dire que cette fausse manière de voir a été amenée par bien des causes, et la plus immédiate n'est pas celle que j'indique ici, c'est-à-dire, la distinction trop tranchée qu'on a établie entre les deux états solide et fluide, sous les rapports que j'ai examinés. Le plus grand obstacle à la reconnaissance des lois vitales des fluides a été, sans contredit, l'ignorance où l'on est à l'égard de celles qui sont départies aux solides. D'ailleurs, l'influence des fausses manœuvres auxquelles on s'est livré dans l'intention de découvrir les uns et les autres, s'est faite sentir plus fortement pour l'étude des fluides que pour celle des solides; et c'est dire beaucoup, car cette funeste influence a exercé un grand empire sur la physiologie de ces derniers.

Quoiqu'il en soit, les idées que j'ai conçues sur la nature de principe vital ont porté en premier lieu sur les corps en général, sans distinction de solides et de fluides. Mais on conçoit que les rapprochemens dont j'ai parlé ont dû puissamment aider à mon esprit. Au reste , les aperçus se sont présentés en foule , et je ne saurais dire si c'est la considération des solides ou celle des fluides qui m'en a fourni le plus. Ce qu'il y a de sûr , c'est que , sous ce rapport, c'est-à-dire, sous celui de la vitalité, j'ai trouvé moins de séparation entre ces deux états que sous les autres rapports que j'ai examinés , et que j'appelle rapports matériels ou extérieurs. J'ai vu , ou du moins j'ai cru voir , que le même principe vivifiant les anime l'un et l'autre, et les lie d'une manière plus intime encore que tous les liens matériels qu'on puisse imaginer.

DES RAPPORTS QUI EXISTENT ENTRE LES FONC-TIONS INTERNES OU DE NUTRITION , ET LES FONCTIONS EXTERNES OU DE RELATION.

J'ai déjà dit que la distinction qu'on a établie entre ces deux classes de fonctions de la vie n'est pas si étendue qu'on semble le croire. Je n'approuve pas surtout qu'on y ait attaché une importance assez grande pour en avoir pris occasion de distinguer deux vies ; car la vie est une. Tous ses actes reposent sur la même base, sur le même fonds de vitalité. Ils ne diffèrent entr'eux que par des caractères extérieurs ; la puissance qui les met en jeu est la même pour tous. Ainsi, on peut bien voir que certaines fonctions de la vie ont des caractères qui diffèrent de ceux qui se voient dans d'autres ; mais inférer de là l'existence de deux vies dans le même corps , c'est , je crois, s'abuser.

Ce qui contribue à faire paraître plus tranchées les démarcations qu'on a établies sur tous les points de la science , ce sont les dénominations plus ou moins fausses qu'on leur applique. Ainsi , celles d'*animale* et d'*organique* qu'on a données aux deux vies sont loin d'être justes. En effet , je demande si beaucoup de phénomènes parmi ceux qui constituent ce qu'on appelle la vie organique , ne sont pas aussi caractérisques du règne animal que les fonctions de l'autre vie , s'ils n'appartiennent pas exclusivement aux animaux de même que les derniers ? quoi de semblable dans les végétaux à la digestion stomacale, à la respiration , à la circulation sanguine, à la formation de l'urine, etc. ? quant à la dénomination d'*organique* donnée à l'ensemble des fonctions internes, j'avoue que je n'ai jamais compris le sens qu'on y attache. Elle me semble être du nombre de ces expressions sacramentelles auxquelles on ne s'accoutume à attacher de l'importance qu'à cause de leur obscurité même.

Ainsi, que signifie l'expression *organisme animal*, et quel rôle ne lui fait-on pas jouer dans les traités modernes de physiologie ?

Sous quelques rapports qu'on examine les deux vies, on ne trouve rien de bien tranché entr'elles. Sous celui de leur but : il est vrai que des deux séries de fonctions dont elles se composent, l'une semble plus particulièrement destinée à l'entretien de la vie générale, et l'autre à établir les rapports de l'individu avec les objets environnans. Mais cependant ni l'un ni l'autre de ces résultats ne pourrait s'accomplir sans le concours des deux séries. Leur action simultanée est indispensable à l'exercice de la vie intérieure, ainsi qu'à celui de la vie de relation. Les organes de la vie extérieure vivent aux dépens de l'action des organes de la vie intérieure, et ceux-ci aux dépens de l'action des premiers. Ainsi, l'exercice du cœur, des poumons, de l'estomac, etc. , ne se soutiendrait pas sans le secours de l'influence du cerveau et de tout l'appareil nerveux, dit de la vie animale.

Il faudrait être aveugle pour ne pas voir cette liaison dans toute son étendue. Il n'est pas besoin pour cela d'expériences sur les animaux vivans, de vivisections. Il ne faut qu'observer les phénomènes naturels, c'est-à-dire, tels qu'ils se passent dans l'état ordinaire de la vie. Jetez les yeux sur la complication graduelle des anneaux de la chaîne des animaux. Voyez comme le développement de la vie dite organique coïncide avec le développement progressif des organes de la vie animale, avec celui du cerveau en particulier. Plus l'appareil nerveux cérébral est compliqué, plus les fonctions internes ont d'étendue. Il n'en serait pas ainsi, si la vie intérieure avait en elle sa force vitale toute entière. Elle pourrait très-bien se développer sans la présence de l'autre.

A la naissance des grands animaux, ce n'est que lorsque la vie de relation entre en exercice, que l'autre prend tout l'essort qu'elle conserve dans la suite. Dans le fœtus, les organes de celle-ci sont tous formés, et cependant leurs fonctions sont, pour la plus part, très-obscures, et ne se développent bien que lorsque les organes extérieurs se réveillent et se mettent en jeu.

Les fœtus acéphales ne peuvent continuer de vivre après la naissance, et le cerveau est évidemment indispensable à l'exécution de la respiration, de la digestion, etc.

Qu'on anéantisse, chez un individu, toutes

les fonctions à l'aide desquelles il se met en rapport avec les objets extérieurs. Qu'on lui ôte la vue , l'ouie, les mouvemens ; qu'on l'empêche d'exercer son esprit, que deviendra son existence ? tout le monde sait qu'elle aura peine à se soutenir, qu'elle deviendra languissante et presque végétative. Tous les jours les médecins sont obligés de conseiller l'exercice à des malades dont les fonctions internes sont lentes et comme engourdies. Ainsi, la vie intérieure est donc essentiellement dépendante de la vie extérieure.

D'un autre côté, il est presque inutile d'examiner les liens qui unissent la vie de relation avec la vie intérieure, tant ils sont nombreux et palpables.

Que de circonstances naturelles nous démontrent la liaison et la dépendance réciproque des deux vies ! mais c'est surtout dans les cas extraordinaires , dans les circonstances insolites qu'elles se prononcent et qu'elles acquièrent un haut degré d'évidence. On ne les aperçoit pas si clairement dans l'exercice habituel de la vie, parce que leur continuité même les soustrait jusqu'à un certain point à l'action de nos sens. C'est, pour ainsi dire, à notre insu, que les deux séries d'organes s'influencent l'une et l'autre continuellement. Mais il n'en est pas de même

dans les secousses plus ou moins violentes,
que la vitalité toute entière éprouve par
fois.

Ainsi, le cerveau reçoit-il quelque forte
impression de la part des passions, aussitôt
son effet se communique à toute la machine.
Ce n'est pas seulement le cœur et le centre
épigastrique qui ressentent cette secousse,
comme on le dit, c'est la vitalité dans toute
son étendue. Si l'altération est plus sensible
au centre épigastrique, c'est qu'il y a là plus
de nerfs qu'ailleurs, que les plexus y sont
formés de la rencontre des deux systèmes
nerveux, et que l'organisation y est en général moins serrée et plus mobile que dans les
autres parties du corps. Le cœur lui-même
ne paraît plus affecté que les autres organes qu'à cause de l'étendue et de la promptitude de ses mouvemens, et de la facilité
avec laquelle on peut saisir par le toucher
la moindre variation qui survient à son action. Ce n'est voir les choses que très-super-
ficiellement que de ne reconnaître là qu'une
sympathie entre le cerveau, le cœur et le
centre épigastrique. La correspondance est
générale et non partielle ou locale.

Si tous les autres organes ne donnent pas
toujours des signes bien visibles de la part
qu'ils prennent à l'effet des passions violen-

tes, cela tient à leur organisation, au peu de développement naturel de leurs mouvemens et de leurs fonctions, et surtout à la grossièreté de nos sens.

Mais d'ailleurs, pour peu que cet effet ait d'intensité, il se manifeste des signes non équivoques d'altération gérérale. Ainsi, souvent on voit survenir le vomissement ou la nausée, la diarrhée, l'hémoptysie, la toux, une ménorrhagie, des sueurs générales ou un refroidissement, une paralysie ou des convulsions, etc. Quelquefois un grand nombre de symptômes de ce genre se trouvent réunis à la suite d'une violente frayeur ou d'une nouvelle triste. D'autrefois il n'y en a qu'un petit nombre de très-prononcés; mais il y en a toujours assez pour témoigner de la généralité de l'affection.

C'est ici un point de physiologie si clair à mes yeux, que je m'étonne beaucoup qu'il ne soit pas vu de la même manière par tout le monde. On peut bien, si l'on veut, continuer à ne s'arrêter qu'aux signes palpables, qu'aux signes qui sautent aux yeux, pour ainsi dire, et que l'esprit le moins exercé peut apercevoir aussi bien que le plus habile; et à transformer le fruit de ce genre d'observation en un système obscur de sympathies. Pour moi, je me trouve fort bien de sentir autrement, et mon esprit en est bien plus satisfait. Il me suffit d'un point palpable d'affection pour croire à l'altération de la vitalité toute entière. Mais je sais aussi qu'il est une infinité de degrés de cette altération qui ne peuvent déterminer des signes sensibles sur tous les points du corps. Du reste, les cas où elle est visible sur tous ces points, sont si multipliés et si prononcés, que je pense qu'on serait autorisé à inférer de là seulement, qu'elle est générale dans tous ceux même où elle ne se manifeste que par un petit nombre de signes sensibles. Mais il est vrai que si cette conséquence me semble toute naturelle, c'est que je l'appuie sur beaucoup d'autres considérations que je ferai connaître de plus en plus par la suite. Elles portent particulièrement sur la nature et les caractères des élémens de la vie, et sur le mécanisme de leur action.

Ce que je viens de dire concernant l'effet des passions sur le cerveau et la vie intérieure, peut aussi s'appliquer aux cas où tout autre organe moins important de la vie extérieure est mis en jeu d'une manière extraordinaire par une cause quelconque. Les phénomènes y sont ordinairement moins prononcés que ceux qui résultent de l'exaltation insolite du cerveau, parce que cet

organe est le plus vivant et le plus influençant de tous les organes de la vie extérieure ;
mais il est des cas où ils sont aussi eux très-
évidens. Ainsi les contractions musculaires
répétées d'une manière plus vive et plus prolongée que de coutume ne tardent pas à
porter un ébranlement plus ou moins grand
dans toutes les parties du corps. Celui que
ressentent le cœur et les poumons est particulièrement très-manifeste. Si l'exercice des
muscles est porté à un trop haut degré, il
en résulte une secousse maladive, durable et
très-sensible de tous les organes, et notamment de tous ceux qui appartiennent d'une
manière intime à la vie intérieure.

Enfin, toutes les causes qui agissent directement sur les organes de la vie de relation, pour peu qu'elles aient d'intensité,
font sentir leurs effets aux organes de la vie
dite organique. Plus tard je dirai qu'elle est
la nature de cette correspondance.

CARACTÈRES DES ORGANES DES DEUX VIES RE-
LATIFS A LA VOLONTÉ, A L'HABITUDE ET A
L'INTERMITTENCE OU A LA CONTINUITÉ
D'ACTION.

Considérons maintenant les deux vies sous
d'autres rapports qui n'ont pas échappé à quel-

ques physiologistes, entr'autres à Bichat. Je veux parler de certains caractères qui pourraient paraître distinctifs des deux séries d'organes qui nous occupent en ce moment, et qui sont relatifs à la volonté, à l'habitude et à l'intermittence ou à la continuité d'action. Or, il est facile de s'apercevoir que ces caractères n'apportent rien aussi eux de bien tranché entre les deux vies, et qu'ils s'étendent plus ou moins sur chacune d'elles.

Il est même une portion du mécanisme vital qui n'admet aucune distinction sous ce point de vue, soit qu'on l'examine dans le domaine de la vie intérieure, soit qu'on l'envisage dans celui de la vie extérieure. C'est celle qui se compose des fonctions générales ou de tissus. Ces fonctions président immédiatement à l'entretien de la vie et de l'organisation de toutes nos parties, et s'exercent dans le domaine des deux vies de la même manière, c'est-à-dire, qu'elles sont continuelles, spontanées, involontaires et non soumises à l'empire de l'habitude.

C'est pour n'avoir pas su apprécier cette vérité dans toute son étendue qu'on a commis bien des fautes en physiologie et par suite en médecine. On a faussement cru que quelques-uns des tissus généraux de l'économie ne jouissaient que d'une action momentanée et provoquée. Ainsi, les nerfs qu'on appelle nerfs de la vie animale, sont à peu près considérés de cette manière. On pense qu'ils n'agissent que lorsqu'ils sont excités par quelque agent physique, chimique ou mécanique ou par l'empire de la volonté, et qu'ils ne servent qu'à établir les rapports de l'individu avec les corps qui l'entourent. C'est là une erreur profonde et radicale due à bien des causes et surtout aux vivisections, comme je le dirai par la suite.

Ces nerfs, ainsi que le cerveau avec lequel ils sont en communication directe, non-seulement président aux fonctions de relation, mais de plus ils agissent continuellement sur les fonctions de nutrition dans toutes les parties où ils se rencontrent de la même manière que font les nerfs ganglionnaires dans celles auxquelles ils se distribuent. C'est principalement cette influence non interrompue et tacite des nerfs qui lie les deux vies entr'elles d'une manière intime ; je dirai ailleurs que les deux appareils nerveux exercent l'un sur l'autre une influence forte et permanente, qu'on peut considérer comme le lien le plus solide qui unit toutes les fonctions de la vie.

J'appelle cette action des nerfs sur tous les tissus, *action nerveuse générale*, par op-

position à l'autre mode d'action nerveuse qui
détermine l'exercice des fonctions spéciales,
et que je nomme *action nerveuse organique*,
parce qu'il a particulièrement pour objet le
jeu des organes.

Ainsi, outre l'influence que le cerveau et
les nerfs qui y aboutissent exercent sur l'appareil nerveux ganglionnaire et par conséquent sur les organes de la vie intérieure,
ils agissent aussi directement et continuellement sur la vitalité des parties auxquelles ils
se distribuent immédiatement; ils servent à
leur nutrition, à leur existence. Donc ils
jouent un grand rôle dans l'exercice de la
vie intérieure ou de nutrition; donc il est
extrêmement inexact de ne considérer ces
nerfs et le cerveau que comme des organes
de la vie dite animale, ainsi que cela s'est
fait jusqu'à présent.

D'après cela on voit que les deux appareils nerveux ont entr'eux de l'analogie sous
le rapport des caractères en question, c'est-
à-dire, qu'ils jouissent l'un et l'autre d'une
influence continuelle, involontaire et soustraite à l'empire de l'habitude. C'est l'action
nerveuse générale qu'on peut distinguer en
ganglionnaire et en cérébrale suivant qu'elle
appartient à l'un ou à l'autre des deux appareils. Je donne le nom de cérébral à l'appareil

nerveux qui se compose du cerveau et des nerfs qui sont en communication immédiate avec lui.

Je dirai plus loin que ces nerfs, que j'appelle cérébraux à cause de leurs rapports avec le cerveau, existent par eux-mêmes et ne sont point une production de cet organe.

Mais les deux appareils ont aussi chacun leur action organique : et c'est sous ce point de vue qu'ils diffèrent l'un de l'autre par rapport aux caractères dont il s'agit. L'influence nerveuse organique cérébrale se distingue de l'influence organique ganglionnaire. Ainsi, elle est soumise à l'habitude et à l'intermittence d'action, et ne s'exerce qu'en vertu de la volonté ou de l'action de quelque cause excitante externe. L'autre, au contraire, est continuelle, spontanée ou non provoquée et soustraite à l'empire de la volonté et de l'habitude.

Cette distinction, que je fais dériver ici des deux systèmes nerveux, parce que j'ai mille raisons de le croire ainsi, porte sur l'action des organes des deux vies, et pourrait servir à poser entr'eux une délimitation, si elle était tranchée dans tous comme elle l'est dans plusieurs. Mais il est des cas où elle semble disparaître et où elle confond encore les bornes des deux vies. C'est lorsque les deux systèmes se réunissent pour l'exécution d'une fonction organique. Par exemple , l'action de l'estomac, qui reçoit directement des nerfs des deux appareils, et qui, par sa destination, appartient évidemment au domaine de la vie intérieure, participe des caractères de l'action des organes de la vie extérieure. Ainsi, il est soumis à l'empire de l'habitude, et à l'intermittence d'action. On a même vu des individus chez qui le vomissement était volontaire. Bichat, dit-on, était dans ce cas. Je connais peu l'état de la physiologie comparée sur ce point ; mais c'est bien, sans doute, à volonté que les animaux ruminans font revenir dans leur bouche les alimens renfermés dans leur panse. Je connais une chienne qui s'est servi de la faculté du vomissement volontaire pour alimenter pendant un certain temps un de ses petits. Elle allait le trouver dans la maison qui l'avait adopté et où il était mal nourri, puis elle vomissait à ses pieds les alimens qu'elle venait de prendre chez son maître.

Le diaphragme et les poumons sont jusqu'à un certain point soumis à la volonté. On peut suspendre la respiration pendant quelques instans. L'histoire rapporte que des esclaves romains se sont donné la mort en retenant leur respiration.

La vessie et le rectum ne sont point continuellement en action ; ils sont soumis en partie à l'empire de la volonté.

D'un autre côté, il est des organes de la vie extérieure qui participent des caractères de ceux qui appartiennent à la vie intérieure. Tels sont les muscles qui sont placés autour de la poitrine et qui aident à l'acte de la respiration. Ils sont nécessairement assujettis à la continuité d'action, puisque cet acte s'exécute pendant le sommeil comme pendant la veille.

DE LA SPONTANÉITÉ D'ACTION.

Je vais insister davantage sur ce caractère que je n'ai fait pour les autres, parce qu'il m'a paru être par lui-même d'une très-grande importance tant pour la pathologie que pour la physiologie. Jusques-là il n'a été que très-faiblement aperçu et on n'en a retiré aucun avantage : on n'a senti aucune des applications dont il est susceptible, et qui sont à mes yeux fort nombreuses et d'un haut intérêt. D'ailleurs il peut servir comme les précédens à distinguer les deux vies, sans avoir rien de plus tranché qu'eux. Ainsi que la continuité d'action, la spontanéité s'étend à l'action organique de quelques parties du domaine de la vie extérieure, mais c'est aussi en petit nombre, et elle appartient plus particulièrement aux organes internes. J'ai déjà dit qu'elle était le partage de toutes les fonctions générales ou fonctions de tissus. Tous ces actes s'exercent continuellement et spontanément, c'est-à-dire, sans être provoqués par l'action directe d'aucun excitant appréciable à nos sens. Il est facile de voir que les différens fluides qui parcourent les petits vaisseaux ne servent qu'à entretenir leur action et non à la déterminer. Mais je vais rendre ceci plus clair par les considérations dans lesquelles je vais entrer à l'égard des organes eux-mêmes et de leur action organique.

Tout le monde sait que la majeure partie des fonctions organiques externes ne peuvent, dans l'état ordinaire, s'exercer que lorsqu'elles sont mises en jeu par des excitans appropriés à chacune d'elles. Ces excitans sont des agens extérieurs dont l'existence tombe sous nos sens et dont nous pouvons, jusqu'à un certain point, apprécier la nature. Ainsi, la vue ne peut s'exercer sans la présence de la lumière, l'ouïe sans le son, l'odorat sans les odeurs, le goût sans les corps sapides.

7

D'autres fonctions organiques externes sont déterminées par la volonté. Tels sont les actes de la locomotion. Pour ceux-ci il n'est pas besoin d'excitations physiques ou matérielles : la volition cérébrale et l'intervention des nerfs suffisent pour les mettre en jeu. Ici l'excitant est interne, nous ne pouvons juger de sa présence que par ses effets. Toutefois ce ne peut être autre chose qu'un agent essentiellement vital. Sous ce point de vue on pourrait considérer ces actes comme spontanés. Mais ce qui empêche qu'ils aient ce caractère, c'est que leur détermination dépend de notre volonté, et que nous pouvons les faire agir et les arrêter quand bon nous semble. La volonté est donc la cause connue qui leur donne l'impulsion.

Il n'y a qu'un très-petit nombre de fonctions organiques externes qui soit soumis à la spontanéité d'action. Je ne connais que les muscles qui entourent la poitrine et qui aident à la respiration. Ces organes agissent sans excitation matérielle connue et sans la participation de la volonté.

Je ne devrais pas répéter que le cerveau jouit d'une action spontanée et continuelle; mais c'est une chose si importante que je ne saurais trop insister là-dessus. Cet organe,

comme tous les autres, et particulièrement
toute la masse nerveuse, a deux modes d'action. L'un est l'action vitale générale, et l'autre est l'action vitale organique. Or, c'est le
premier mode qui s'exerce d'une manière
continuelle et spontanée, qui influence sans
aucune interruption, pendant le sommeil
comme pendant la veille, la vie toute entière,
la vie intérieure aussi bien que la vie extérieure. Sous ce rapport, cette action générale
se trouve dans la cathégorie des fonctions de
tissus ou fonctions générales dont j'ai parlé
plus haut.

Pour ce qui concerne l'action organique du
cerveau, elle est, comme celle de presque tous
les organes dits de la vie extérieure, soumise à l'empire soit des excitans, soit de la
volonté. D'ailleurs elle est aussi assujettie à
l'intermittence d'action.

Maintenant, si nous examinons les fonctions organiques internes, nous verrons que la
majeure partie obéit exclusivement à la spontanéité d'action, et que d'autres offrent un
mélange de ce caractère avec celui qui lui est
opposé. L'action du cœur, celle du foie,
des reins, des intestins, etc., s'exerce sans
la présence d'aucun excitant matériel connu,
et par le seul fait de la force vitale départie
à ces organes. Je soutiens cette assertion

malgré la croyance où l'on est du contraire. On pense que ces actes de la vie sont déter- minés par l'abord des fluides qui pénètrent dans l'intérieur des solides. Ç'a été là l'opi- nion d'Haller par rapport au cœur. Eh bien, c'est une erreur palpable pour moi. Les flui- des sont subordonnés à l'action des solides, au lieu de la commander eux-mêmes. Ils ne font seulement que la soutenir et l'exalter. Il est certain que sans eux elle cesserait bien- tôt, mais elle existe jusqu'à un certain point sans eux. Cette action précède l'abord des fluides au lieu d'être précédée par eux. Les solides appellent les fluides ; sans cette con- dition les uns ne pénétreraient pas les autres, il n'y aurait pas de circulation.

Quand on fait périr un animal, un des derniers signes de vie qui se font voir, sont les contractions du cœur, même après qu'on a intercepté le cours du sang. Est-ce l'action du sang ou bien celle du cœur qui se réveille la première chez un individu qui sort d'un état de léthargie ? souvent cet état n'est pas porté jusqu'au point de suspendre entière- ment les mouvemens du cœur ; ces mouve- mens se font encore sentir, quoique d'une manière très-obscure. Cependant la circula- tion sanguine paraît être totalement interceptée. La spontanéité d'action du coeur me semble être hors de tout doute.

Quant au foie et aux reins, je suis aussi très-persuadé qu'ils agissent d'une manière spontanée. Ils agissent pendant le sommeil comme pendant la veille, un peu plus ou un peu moins, peut-être, dans un temps que dans l'autre. La présence des alimens solides et liquides dans les voies digestives ne fait qu'exalter l'action de ces organes, mais ne la détermine pas. D'ailleurs cette espèce d'excitation ne se passe pas sur les organes eux-mêmes, elle s'exerce sur des points qui en sont plus ou moins éloignés : donc ils n'ont jamais besoin d'excitations immédiates pour entrer en exercice ?

Il ne me semble pas si facile d'établir la spontanéité d'action des intestins que celle des organes précédens. Au reste, je ne pourrai pas m'empêcher de laisser régner quelques doutes sur tous ces points, jusqu'à ce que je sois arrivé au moment de faire connaître les aperçus qui se sont offerts à mon esprit sur les élémens mêmes de la vitalité. Ce sont ces aperçus qui m'ont d'abord fait pressentir tous les caractères que j'accorde ici au jeu de l'organisation des intestins. Je dirai plus tard qu'ils appartiennent à la vitalité elle-même, et que c'est elle qui les imprime sur

ces organes ainsi que sur tous. les autres.
Or, comme les élémens dont cette vitalité
se compose sont peu variés, leurs caractères
sont aussi plus généraux qu'on ne pense.
Mais je ne peux parler ici que des résultats
que j'ai obtenus d'une observation qui a suivi
les aperçus en question, et qui porte simplement sur le jeu sensible de l'organisation.
Toutefois ces résultats sont assez nombreux
et assez importans pour m'avoir confirmé
dans mes premières idées relativement aux
caractères que j'accorde à l'action des intestins.

1.° J'ai examiné des hernies d'un grand
volume chez des malades soumis à une diète
sévère, et j'ai senti, par le toucher, à travers
les parois de la poche hernière, les intestins
dans une continuelle agitation. On objectera,
peut-être, qu'ils étaient dans un état maladif.
Mais tel est l'esprit de la doctrine que je professe, que les deux états de santé et de maladie s'y trouvent absolument basés sur les
mêmes principes, et que le dernier où tout
est forcé et sorti des limites ordinaires ne
fait que rendre plus saillans les phénomènes
qui accompagnent l'autre. Ils reposent l'un
et l'autre sur les mêmes élémens de vitalité,
et s'éclairent mutuellement. Par exemple, je
crois que dans l'état de santé, le mouvement

péristaltique et continuel des intestins n'est
pas assez développé pour se faire sentir au
toucher à travers plusieurs enveloppes. Nous
venons de voir que l'état maladif le rend
sensible. Je dirai ailleurs que la spontanéité
s'applique aussi bien à l'état maladif qu'à
l'état de santé, et qu'elle est même plus facile
à observer dans celui-là que dans celui-ci.

2.° On ne connaît pas du tout le terme de
la digestion intestinale , et il est à croire
que l'élaboration du chyle ne se termine
pas dans l'intervalle des repas. Cette opération s'exécuterait donc sans fin. Or, qui peut
soutenir que l'action organique des intestins
n'est que le résultat de la présence de la
matière chymeuse dans leur intérieur ?
qu'est-ce qui empêche de croire que c'est
plutôt un phénomène en partie spontané,
et en partie provoqué ? pour mon compte,
je pense que la digestion intestinale serait
très-imparfaite , et , peut-être , même impossible , si les intestins n'y étaient pas préparés
d'eux-mêmes , et avant l'arrivée des alimens.

3.° Dans les animaux qu'on fait périr ,
ce n'est pas le cœur qui cesse de se contracter le dernier , ce sont les intestins. Ils
laissent voir , long-temps après la mort générale, des oscillations bien marquées. On
prétend que ce phénomène est dû à l'action

de l'air sur les intestins mis à nu. Je ne nie pas que cette circonstance y entre pour quelque chose, mais je crois bien que cela tient aussi au caractère naturel de la vitalité de ces organes et à leur disposition anatomique. Je pense en outre qu'une des princiles causes de ce phénomène est la secousse nerveuse générale produite par le supplice qu'on fait subir à l'animal soumis à l'expérience. Cette secousse se fait bien sentir également à tous les organes ; mais ceux qui sont éminemment contractiles, comme le cœur et les intestins, en conservent des traces visibles plus long-temps que les autres. Quoiqu'il en soit, ce n'est pas une excitation qui agit directement sur les intestins. D'un autre côté, la cause qui a produit la secousse générale a disparu, la mort générale même arrive avant que les oscillations intestinales cessent. Or, ceci, selon moi, équivaut à la spontanéité d'action. D'après toutes ces considérations, je crois être autorisé à penser que les intestins ne font nullement exception à ce principe physiologique.

Maintenant nous allons examiner une classe d'organes internes dont l'action organique offre évidemment le mélange de la spontanéité et de l'excitabilité ou de la soumission à la volonté.

On ne connaît pas d'agent matériel pour l'exercice du diaphragme. L'air qui pénètre les poumons ne frappe pas sur cet organe. Cependant j'ai déjà observé qu'il était jusqu'à un certain point soumis à la volonté, et que nous pouvons, à notre gré, ralentir ou accélérer ses mouvemens.

Si les poumons ne se dilataient pas d'eux-mêmes avant l'arrivée de l'air, il n'y a pas de doute que cet agent extérieur ne les pénètrerait pas. Je crois bien que ce fluide porte sur les poumons une excitation qui est indispensable pour l'entier développement de leur action ; mais il me semble aussi bien réel que cette action peut et doit avoir un commencement d'exécution sans elle. Dans un enfant nouveau né, les poumons n'exécutent la première inspiration que parce qu'ils partagent l'impulsion générale communiquée à toute l'économie, à tout le système nerveux par les excitations générales extérieures, par l'action de l'air et de la lumière sur la surface du corps, mais non pas parce qu'ils sont irrités par l'air de la respiration. L'introduction de celui-ci ne précède pas l'inspiration ; elle ne fait que la suivre. Il en est de même chez un individu asphixié qui revient de lui-même à la vie.

D'un autre côté, les poumons sont aussi

très-susceptibles de se réveiller par l'action
directe des irritans, et l'on est souvent obligé
de mettre cette faculté en jeu, dans les cas
d'asphixie. Ensuite, ces organes sont soumis
à l'empire de la volonté au même degré que
le diaphragme et les muscles intercostaux.

DE LA FAIM ET DE L'APPÉTIT.

La faculté d'agir spontanément et celle
qui lui est opposée sont très-marquées l'une
et l'autre dans l'estomac. C'est sur ce point
de l'économie que j'ai puisé les premières
idées qui se sont présentées à mon esprit
relativement à ces deux facultés. En effet,
il est très-facile de les y apercevoir et de les
y étudier. C'est que, l'estomac est le seul,
parmi les organes internes, dont l'exercice
soit soumis à l'intermittence d'action. On
peut donc examiner les circonstances qui
précèdent son entrée en action. Or, voici
ce qu'on observe. Ou bien cet acte se développe de lui-même et avant l'introduction
des alimens, ou bien il ne commence qu'en
suite de cette introduction, et parce qu'il
est provoqué par leur présence. Toutes les
fois qu'on attend l'appétit ou la faim pour
manger, l'estomac se trouve dans le premier
cas : il est dans le dernier lorsqu'on mange

avant que l'une ou l'autre de ces deux sensations se soient prononcées.

L'appétit et la faim ne sont point, comme on l'a dit, le résultat d'un prétendu tiraillement de l'estomac, ni de l'action du suc gastrique sur sa membrane muqueuse, ni de la fatigue de sa membrane musculaire, etc. Ces deux sensations se rattachent au principe général de la spontanéité d'action. Le principal organe de la digestion est susceptible d'entrer en exercice sans la présence d'aucun excitant matériel. Cela n'arrive que par intervalles, parce qu'il est soumis à l'intermittence ; et comme il est, en outre, susceptible d'habitude, l'appétit et la faim ne se prononcent qu'aux heures auxquelles nous avons coutume de prendre des alimens. Nous pouvons sans beaucoup de peine changer ces heures, et par conséquent celles du développement de ces sensations.

Ce n'est pas dans un seul tissu que le phénomène se passe, c'est dans tout l'organe. Sa vitalité s'exalte et communique une nouvelle impulsion à toute son organisation. Il y a épanouissement des tissus et abord des fluides à peu près, comme dans un état d'exaltation maladive. Les sensations insolites qui s'y développent augmentent d'intensité, si les alimens se font long-temps attendre ; elles peu-

vent même devenir très-pénibles et très-
fatigantes. Enfin cet état se transforme en
un véritable état maladif, si les alimens sont
entièrement supprimés. C'est bien là un exemple très-frappant d'une maladie sans cause
matérielle déterminante ou entretenante. Il
est vrai qu'à la longue et par le fait même
de la durée ou de l'exaltation trop prolongée
de ce phénomène spontané, il peut survenir
de l'altération dans la substance même de
l'organe. Mais j'ai déjà dit ailleurs que cette
circonstance est bien plus souvent l'effet ou
la suite de l'état maladif que sa cause.

D'un autre côté, j'observerai aussi que
la sensation de la faim peut acquérir un très-
haut degré et se transformer en une douleur bien vive sans s'accompagner d'aucune lésion matérielle visible, et c'est pour
en tirer une juste conséquence pour l'état
maladif et pour blâmer le trop d'importance qu'on attache aux douleurs qui se
font sentir dans cet organe, jusqu'au point
de croire qu'il est le point central de la plus
part des maladies, et qu'il est très-fréquemment en état de lésion organique. Pour mon
compte, je suis bien persuadé que les douleurs qui se développent dans l'estomac sont
presque toujours, comme la faim, des affections purement vitales.

Au reste le caractère de spontanéité départi à l'action organique de l'estomac ne
contribue pas peu à le faire paraître plus
affecté dans l'état maladif que les autres
organes. Dans une foule de cas, cet état ne
fait que déranger les fonctions sans en inter-
rompre aucune. Or, l'estomac, comme les
autres organes, est susceptible jusqu'à un
certain point de continuer son exercice.
Quoique malade, il entre donc spontanément
en action ; sa vitalité s'exalte par-là encore
plus qu'elle ne l'était par la maladie, et par
conséquent il peut devenir plus sensible au
toucher et plus douloureux par lui-même.
Toutefois la sensation que ce phénomène
détermine est bien différente suivant les divers degrés de l'état maladif. Souvent elle
approche beaucoup de l'appétit ou de la faim
naturelle, et c'est là ce qui rend la diète si
insupportable à bien des malades. Je l'ai vue
même augmenter momentanément les accidens. Ceci est très-fréquent dans les commencemens d'une convalescence où les fonctions reprennent une partie de leur énergie,
et où l'on n'est pas moins obligé d'être réservé
sur le régime diététique. Ainsi, la faim,
dans l'état maladif, n'est donc point un besoin
de l'économie, comme le pensent surtout les
malades, c'est tout simplement une disposi-

tion particulière de l'estomac ; disposition bien salutaire sans doute dans l'état de santé, car sans elle, on oublierait souvent de prendre des alimens ; mais bien désavantageuse dans le plus grand nombre des cas maladifs où une diète rigoureuse serait indispensable pour la guérison. D'un autre côté, ce n'est point non plus un sentiment imaginaire, comme le disent les médecins à leurs malades, c'est véritablement la sensation de la faim, d'autant plus difficile à supporter que l'état de maladie la rend plus irrégulière et plus persistante.

Lorsque les alimens pénètrent dans l'estomac, ils font cesser l'appétit et la faim, qui ne sont que deux nuances d'un même phénomène. Je crois qu'ils parviennent à ce but en s'emparant de la surabondance de principe vital et des sucs qui l'accompagnent et dont se chargent les parois de l'organe pendant l'exercice de son action spontanée. Par la suite, le contact des alimens sur ces mêmes parois, y appelle probablement une plus grande quantité de principe vital et de sucs ; mais la circulation s'en fait librement et facilement de l'organe aux substances alimentaires, et c'est pour cela qu'il n'en résulte aucune sensation extraordinaire. C'est ainsi que les alimens s'animent de plus en plus dans les cavités digestives, et parviennent à se mettre en rapport avec le degré de vitalité animale.

L'action organique de l'estomac ne peut se soutenir long-temps d'elle-même sans la présence des alimens, et l'on sait que si on ne prend pas de nourriture aux heures accoutumées, la faim ne tarde pas à disparaître. On n'a plus faim, quand on a passé l'heure de manger. Il n'en est pas de l'estomac comme d'un autre organe dont je n'ai pas encore parlé, et qui agit continuellement même dans l'état de vacuité. Sous ce rapport, l'estomac, comme je l'ai déjà observé, se rapproche un peu des organes externes, c'est-à-dire, que le caractère de spontanéité n'y est pas porté à un très-haut degré, et que le besoin des excitans s'y fait vivement sentir.

Cependant si l'arrivée des alimens se fait long-temps attendre, l'action organique de l'estomac, après un repos plus ou moins long, est susceptible de se réveiller de nouveau d'elle-même, et de tomber encore. Ceci peut se répéter plusieurs fois avec des angoisses plus ou moins vives et toujours croissantes. Enfin, si l'arrivée des alimens est tout-à-fait interceptée, cet acte naturel fait place à un état maladif, c'est-à-dire, à

un ébranlement durable de tous les ressorts
de la vie qui finit par les épuiser et les
anéantir.

CONCLUSION EN FAVEUR DE L'INFLUENCE DES NERFS.

Toutes ces considérations sur le jeu sensible
des organes ont presque suffi pour me convaincre de toute l'importance des nerfs dans
l'exercice de la vie. On a attribué à l'organisation même ce qu'on a su jusqu'ici touchant les caractères de l'action organique
de nos parties. Le rôle qu'on y fait jouer
aux nerfs est très-borné. Eh bien, pour
moi, il m'a paru très-manifeste que les différences de ces caractères sont le résultat de
celles qui existent dans la manière d'agir des
deux systèmes nerveux. Les modifications
vitales qu'on remarque dans l'organisation
lui sont imprimées par ces deux systèmes ;
elles ne sont que l'image ou la réflexion de
celles qui les distinguent eux-mêmes. L'influence nerveuse joue donc un rôle très-
étendu dans l'économie, puisqu'il est manifeste qu'elle a au moins tous les principaux
actes de la vie sous son empire. En effet,
les deux grandes coupes de fonctions qu'on
désigne par les noms de vie intérieure et de

vie de relation ne sont autre chose que le partage de ces mêmes fonctions fait entre les deux appareils nerveux. Ainsi, on pourrait les distinguer en fonctions de l'appareil ganglionnaire et en fonctions de l'appareil cérébral. C'est de ces deux principaux fondemens de l'existence qu'émanent tous les caractères généraux qui les distinguent.

Un point d'observation qui fait jaillir la vérité à cet égard, c'est qu'il y a association des caractères les plus opposés dans les organes qui reçoivent des rameaux un peu considérables des deux appareils, et que leur distinction n'est bien prononcée que dans ceux qui ne reçoivent exclusivement ou presque exclusivement des branches nerveuses que d'un seul appareil. En sorte qu'il faudrait admettre une troisième classe de fonctions qui appartiendrait à l'action combinée des deux systèmes. On y rangerait les différens actes de la respiration, les fonctions de l'estomac, celles de la vessie et du rectum. Toutes ces parties reçoivent directement de fortes branches ganglionnaires et cérébrales. C'est donc la combinaison anatomique des deux appareils ou leur jonction dans plusieurs de nos parties qui s'oppose à ce qu'il y ait rien de tranché entre ce qu'on appelle les deux vies.

Je dis que les caractères qu'on remarque dans le jeu de l'organisation émanent des nerfs correspondans. Ainsi, si telle partie est soustraite à l'empire de la volonté, si elle agit continuellement et spontanément, c'est à l'action de l'appareil nerveux dont elle dépend qu'elle doit ces caractères ; je n'ai pas besoin de dire que c'est à l'action de l'appareil ganglionnaire. L'influence organique de cet appareil, ainsi que son influence générale, est donc continuellement en jeu ; elle est soustraite à la volition cérébrale, et, de plus, elle peut s'exercer jusqu'à un certain point sans l'intervention des excitans.

Il n'en est pas de même de l'action organique de l'appareil cérébral qui offre des caractères tout opposés aux précédens, et c'est ce qu'on remarque dans le jeu des organes auquel elle préside exclusivement.

Enfin, si l'estomac et quelques autres organes ont des caractères mixtes, ils les doivent à l'action organique combinée des deux systèmes. C'est parce que l'estomac reçoit beaucoup de nerfs ganglionnaires qu'il s'exerce hors de l'influence de la volonté, et qu'il entre en jeu avant l'arrivée des alimens. C'est parce qu'il reçoit de fortes branches de l'appareil cérébral, qu'il est soumis à l'intermittence d'action, et qu'il ne peut s'exercer long-temps sans la présence des alimens. C'est encore à ces nerfs qu'il faut rapporter la faculté que cet organe a de pouvoir être influencé par l'habitude. D'après cela, il suffit donc d'étudier les caractères vitaux de l'organisation pour parvenir à connaître les différentes modifications nerveuses.

On doit sentir tous les avantages de cette manière de voir. Elle conduit à la découverte d'un grand nombre d'autres vérités. Il suffit de savoir que l'organisation doit aux nerfs tous ses attributs vitaux, et les aperçus qui précèdent me semblent plus que suffisans pour convaincre à cet égard. Alors le connu conduit à l'inconnu. Le jeu connu de l'organisation dévoile l'importance et les caractères jusques-là ignorés de l'action nerveuse ; et, ceux-ci, à leur tour, peuvent servir à faire connaître les caractères de l'organisation qu'on a méconnus jusqu'à présent. Ainsi, on doit penser que les nerfs d'un même appareil, d'ailleurs identiques dans leur nature physique, doivent imprimer les mêmes caractères de vitalité à tous les organes auxquels ils se distribuent. C'est d'après ce raisonnement, le plus simple possible, que j'ai été conduit à soupçonner les caractères de l'action organique des intestins et de celle de la matrice. J'ai déjà dit, en parlant de ces premiers organes, que l'observation n'avait pas tardé à témoigner de la justesse de ce raisonnement. Elle m'a aussi bien servi en ce qui concerne la matrice, ainsi que je le dirai bientôt. Ce sont, comme on doit le penser, ces mêmes aperçus qui m'ont conduit à établir la théorie de la faim et de l'appétit. Enfin, ils ont puissamment contribué à changer toutes mes idées tant en pathologie qu'en physiologie. Ils m'ont surtout fait connaître les véritables liens qui unissent toutes nos parties et qui établissent la simultanéité d'affection qui règne entr'elles. Et, ce qui est bien plus important encore, ils m'ont fait apprécier la base réelle sur laquelle repose l'état maladif dans le plus grand nombre de cas, dans tous ceux qui sont du domaine de la pathologie interne. Je l'ai déjà dit : la spontanéité d'affection appartient principalement à toute la série d'organes qui est dominée par l'appareil ganglionnaire. Ainsi, c'est à tous ces organes ou à tout cet appareil que cette base s'étend, au lieu d'être bornée à une seule partie comme on le professe depuis des siècles. J'ai aperçu la spontanéité d'affection presque en même temps que la spontanéité d'action. L'observation m'a servi au-delà de mes dé-

sirs pour l'une comme pour l'autre. Mais je
m'étendrai plus au long sur ce point dans
un autre article.

DE LA MENSTRUATION.

Je crois avoir mis dès à présent le lecteur
à même de comprendre ce que j'ai à dire
sur le phénomène de la menstruation. On a
su jusqu'ici bien peu de choses sur l'appétit
et la faim, mais on en sait encore bien moins
sur l'écoulement sanguin périodique des femmes. Je ne vois rien dans les auteurs qui ait
le moindre rapport avec ce qui me semble
être la vérité. Que d'hypothèses pourtant n'a-
t-on pas émises à ce sujet ! et l'influence de
la lune, et le principe dit moteur séminal, et
les purgations sanguines, etc. Toutes ces
idées ont régné et tombé tour à tour.

Les physiologistes modernes, affectant
plus de réserve que les anciens pour les systèmes, et voulant se restreindre à ce qu'ils
appellent la physiologie expérimentale,
s'accordent assez généralement à penser que
les progrès de la science sont trop peu avancés pour qu'on puisse parvenir à connaître
ce phénomène. Il en est même qui considèrent comme une témérité, de vouloir s'occuper de ce sujet. Cependant Haller, dont les

principes étaient peu propres à mettre dans le chemin de la vérité sur ce point, a prédit qu'on parviendrait un jour à dévoiler le mystère de la menstruation. Je ne me flatte pas d'être arrivé tout à fait au but : mais les idées que je professe là-dessus me paraissent être très-raisonnables, et mon esprit s'en trouve à peu près satisfait. Il y a déjà plusieurs années que je les jugeai dignes d'être mises au jour. Toutefois il y avait trop de vide dans l'ouvrage que je publiai, et cela a dû nécessairement nuire beaucoup à l'intérêt que le sujet pouvait présenter. Il a été jugé diversement. Les uns l'ont loué, les autres l'ont amèrement critiqué. D'ailleurs ces derniers ont avoué, et leur critique a prouvé, qu'ils n'y comprenaient rien. J'ose espérer que ce que je vais dire ici sera mieux compris par eux, puisque ce n'est que la suite ou la conséquence de tout ce qui précède. Mais il est vrai que je suppose qu'ils auront bien voulu trouver quelque raison aux considérations que j'ai déjà présentées, et il serait très-possible que je m'abusasse à cet égard.

Quoiqu'il en soit, la matrice, loin d'être un organe tout particulier, vivant à sa manière, comme on l'a si souvent répété, présente tous les caractères des organes de l'intérieur qui ne reçoivent exclusivement ou

presque exclusivement des nerfs que de
l'appareil ganglionnaire , c'est-à-dire , que
son action organique s'exerce d'une manière continuelle, involontaire et spontanée.
Il paraît que cette action ne se réveille qu'à
une certaine époque de la vie, à l'âge de puberté, au moment où tous les autres organes
de la reproduction sont aussi eux disposés
pour l'accomplissement de cette fonction.
Jusque-là la matrice n'a joui que de l'action
nerveuse générale qui a suffi à sa vie et à son
développement. Maintenant qu'elle va entrer
en fonction, il lui faut une nouvelle force
d'impulsion, une nouvelle somme d'influence
nerveuse; elle va jouir de l'influence organique des nerfs. Dire comment ce supplément de vitalité lui arrive, cela m'est impossible. Seulement je pense qu'elle n'est pas
le seul organe qui reçoive une nouvelle impulsion à l'époque de la puberté, et qu'il se
fait une espèce de révolution dans toute
l'atmosphère nerveuse qui augmente sa force
et son intensité sur tous ses points , ainsi que
cela a lieu à l'époque de la naissance où plusieurs nouvelles fonctions s'établissent presque instantanément, où l'existence toute
entière prend un nouvel essort.

Au reste , comme je le dirai ailleurs , chaque fonction en particulier contribue au

développement général de la vie. Je crois donc que l'exercice organique de la matrice, une fois qu'il est établi , communique une nouvelle impulsion à toute l'atmosphère ner-veuse. Ce serait dans ce sens qu'on pourrait dire que cet organe exerce une influence sympathique sur d'autres parties , si cette influence , au lieu d'être limitée ou locale, n'était pas générale , si elle ne se passait pas sur l'atmosphère nerveuse elle-même. Il n'y a que nos sens et surtout les fausses manœu-vres auxquelles on s'est livré qui ont pu nous tromper à cet égard.

Veut-on s'assurer davantage que ce sont les nerfs qui impriment à l'organisation tous ses caractères vitaux ? qu'on examine ce qui se passe dans les parties génitales internes et externes. Celles-ci ne reçoivent en grande partie que des nerfs de l'appareil cérébral , aussi sont - elles soumises à l'intermittence d'action , excepté, peut-être , les testicules qui reçoivent un cordon de nerfs ganglion-naires. La volonté ou l'imagination exerce sur eux un grand empire. Celles-là reçoivent presque tous leurs nerfs de l'appareil gan-glionnaire : elles s'exercent d'une manière continue et tout à fait indépendante de l'ac-tion organique du cerveau. Je vais chercher à démontrer que la matrice s'exerce même

sans autre excitation que celle qu'elle reçoit
de ses propres nerfs.

L'action organique de la matrice paraît
consister dans une espèce d'épanouissement
de ses tissus ou de ses vaisseaux, à peu près
semblable à l'épanouissement des organes
extérieurs de la génération. C'est une érection qui fait acquérir à l'organe du volume
dans tous ses sens. Un abord plus considérable de fluides ou de sang suit ce mouvement.
Je dis qu'il le suit, car ce n'est pas cet abord
qui détermine celui-ci, non plus que dans
l'érection extérieure. Le sang, appelé par
l'exaltation vitale ou nerveuse de la partie ,
la pénètre donc en plus grande abondance
que de coutume.

Tout ceci est très-sensible dans le développement de l'utérus en état de gestation.
C'est à la connaissance de tout le monde,
parce que ce mouvement et ce développement sont portés à un très-haut degré dans
cet état; ils sont presque aussi palpables l'un
que l'autre.

Mais ce qu'on ne sait pas si généralement,
c'est que ce même mécanisme utérin s'exécute
dans l'état de vacuité , comme dans celui de
plénitude de l'organe ; en l'absence comme
en la présence du germe reproducteur. La
matrice agit sans y être provoquée par cet

excitant naturel. Elle s'érige et s'épanouit comme dans l'incubation; et ce mouvement parvient de lui-même à plusieurs degrés d'élévation.

Cependant, cette érection ne peut se soutenir ou s'exalter que jusqu'à un certain point sans la présence du germe réproducteur; celui-ci est nécessaire pour la conduire jusqu'à son but naturel. Un mois ou environ paraît être le terme auquel ses progrès s'arrêtent dans le premier cas : il se prolonge à peu près neuf mois dans le dernier. L'action spontanée de l'estomac ne se soutient que quelques instans, parce qu'elle est en grande partie dépendante des nerfs de l'appareil cérébral dont l'influence organique ne s'exerce guère qu'en vertu d'une excitation. Mais ici, au contraire, la vitalité dérive presque toute entière de l'appareil ganglionnaire très-susceptible de spontanéité d'action, c'est pourquoi le mouvement spontané de la matrice se soutient beaucoup plus long-temps que celui de l'estomac. Il paraît d'ailleurs que l'action organique des nerfs ganglionnaires est beaucoup moins mobile, moins changeante que celle des nerfs cérébraux; et c'est précisément à cause de ce caractère de mobilité, que cette dernière a plus besoin d'excitations que l'autre pour être fixée.

Ensuite on conçoit que cet état de vacuité de l'utérus n'est presque d'aucune conséquence pour l'individu, tandis qu'il serait très-nuisible qu'il se prolongeât trop long-temps dans l'estomac. Il s'en suivrait promptement un dérangement dans tout le mécanisme vital, et par conséquent dans l'action même de ce dernier organe. Comme l'action de la matrice n'a aucun rapport direct avec l'entretien de l'existence de l'individu, il importe peu qu'elle se comporte d'une manière ou de l'autre; son état de vacuité ne peut donc avoir que très-peu d'inconvéniens. Si la nature l'a attachée à l'appareil ganglionnaire plutôt qu'à l'appareil cérébral, c'est, sans doute, parce que l'influence organique du premier, plus durable, plus fixe et plus graduée que celle du dernier, est plus propre à diriger le travail de l'incubation du germe. C'est aussi à cette même influence qu'elle a confié directement l'exécution de toutes les fonctions organiques qui ne pourraient supporter aucune interruption sans compromettre l'existence de l'individu.

J'ai dit que la matrice s'épanouit et augmente le volume dans l'état de vacuité comme dans celui de plénitude, à la différence près du degré s'entend. En effet, si on touche un col de matrice dans les dernières périodes de son action spontanée, c'est-à-dire, un peu avant et pendant l'écoulement sanguin, on le trouve sensiblement plus gros et plus long qu'à une époque moins avancée. C'est une observation que j'ai pu faire assez souvent pour n'avoir aucun doute à cet égard ; et je ne crains pas d'être démenti par ceux qui voudront s'en assurer par eux-mêmes. Je connais une femme entr'autres, chez qui cette circonstance est tellement prononcée, qu'elle lui a, pendant un temps, donné de l'inquiétude, et qu'elle en a imposé à tel praticien célèbre de la capitale qui l'a prise pour un état maladif du col de l'organe. L'époque menstruelle passée, cette partie reprend son volume ordinaire. J'en ai connu une autre, en état d'aménorrhée, à qui un médecin avait recommandé de toucher son col de matrice pour savoir s'il n'augmentait pas de volume aux époques accoutumées des règles. Et, en effet, elle s'était facilement aperçue de cette circonstance.

Enfin tous les médecins savent que les femmes se plaignent pendant les règles d'un sentiment de pesanteur vers la marge de l'anus et dans la région qu'occupent la matrice et son col. La vessie se trouve aussi probablement comprimée, car les femmes urinent beaucoup plus souvent pendant la

durée de la menstruation que dans l'état ordinaire. Ce phénomène, au reste, peut bien
ne pas être tout à fait mécanique et dépendre
en partie de la disposition des nerfs de toute
la région.

Telles sont les premières remarques qui se
présentèrent à mon esprit relativement à
l'action de la matrice dans l'état de vacuité.
Je voyais bien que la seule cause des règles
était le caractère de spontanéité des nerfs de
l'organe. Mais il me restait une autre grande
difficulté à résoudre, la périodicité de ce
phénomène. Je concevais bien que la matrice
pouvait entrer en action sans aucun excitant
matériel, comme bien d'autres organes : mais
pourquoi cela se passait-il à des époques fixes
et régulières ? J'essayai d'abord d'avoir recours à l'habitude, mais je ne tardai pas à
abandonner cette idée. J'en étais là, quand
la continuité d'action me vint à l'esprit, et
voici comment je raisonnai ensuite :

Tous les organes qui reçoivent principalement leurs nerfs de l'appareil ganglionnaire
sont assujettis à la continuité d'action ; or,
la matrice doit avoir le même caractère puisque ses nerfs proviennent à peu près tous de
la même source. Partant de là, j'ai dû penser
que son action spontanée met un mois ou
environ pour parvenir à son dernier degré

d'exaltation. Arrivée à ce point, elle ne peut s'exalter davantage sans la présence de son excitant naturel. Elle tombe donc, mais c'est pour recommencer aussitôt une nouvelle période menstruelle. L'organe reprend son état de repos, diminue de volume, et ce n'est qu'insensiblement qu'il s'épanouit de nouveau. Voilà pourquoi on ne sent plus le prolongement du col quand la période est terminée, et quand la suivante commence. Cette explication du phénomène me semble très-plausible, et je ne vois rien jusques-là qui la contrarie.

Quant à l'écoulement sanguin, seule chose à laquelle on ait fait attention jusqu'à nos jours, je le considère comme une circonstance de peu d'importance; comme un phénomène très-secondaire du jeu de la matrice dans l'état de vacuité. Je conçois bien que le sang accumulé dans le tissu de l'organe, finit par suinter à travers les pores agrandis de sa membrane interne. D'ailleurs, pendant l'écoulement, l'érection menstruelle semble prendre un caractère d'intensité peu naturel qui, probablement, force les pores à s'ouvrir de plus en plus et l'organe à s'engorger davantage.

Je compare cette époque sanguine de la menstruation à la faim dans l'estomac. Pendant l'appétit, l'action de cet organe est plus naturelle et plus paisible; il en est tout autrement pendant la faim. Le premier détermine une sensation plutôt agréable que pénible; la dernière est presque une maladie. On dirait que l'action nerveuse se trouve momentanément irritée par l'absence même de son excitant naturel.

Si les femmes ne s'aperçoivent pas des premiers degrés de l'érection menstruelle, comme on sent l'appétit des alimens, cela tient encore, je pense, à la différence des nerfs des deux organes. Les nerfs ganglionnaires ayant un rapport moins direct avec le cerveau, doivent communiquer plus difficilement leurs diverses modifications à cet organe. Ainsi, les commencemens de l'érection menstruelle ne déterminent donc aucune espèce de sensation locale. Je crois seulement que ce mouvement tacite de l'utérus contribue puissamment à entretenir chez les femmes le degré de sensibilité générale qu'on leur connaît.

Mais il n'en est pas de même des degrés d'érection qui précèdent de quelques jours et qui accompagnent l'écoulement sanguin. Ici cette différence des nerfs dont je parlais à l'instant semble disparaître. L'exaltation locale est portée à un tel degré et présente un caractère si peu naturel, qu'elle détermine souvent des douleurs locales très-prononcées et très-fatigantes, quoiqu'elle appartienne presque exclusivement au système ganglionnaire. Elle constitue véritablement un état maladif, à peu près comme la faim.

C'est en partie à cette disposition presque maladive de la matrice pendant l'écoulement, qu'il faut attribuer les mauvaises qualités du sang menstruel. Mais son séjour dans la cavité de l'organe et dans celle du vagin y contribue, peut-être, davantage. C'est surtout là qu'il devient plus noir et qu'il acquiert une mauvaise odeur. Aucun fluide de l'écomie ne se décompose plus promptement que celui-ci, quand il est sorti de son réservoir naturel.

Je pense que la perte sanguine favorise la cessation des progrès de l'érection spontanée de l'utérus. Elle doit diminuer l'exaltation nerveuse. Du reste je crois qu'elle n'est qu'une cause très-secondaire de la fin du mouvement menstruel, et non pas la seule, comme on me l'a fait dire dans un certain article de journal de médecine. La principale et la première des causes est l'absence du germe reproducteur, qui est l'excitant naturel de l'organe.

Ce qui milite en faveur de cette opinion, c'est que l'érection menstruelle s'exécute à peu près de la même manière dans les cas où il n'y a pas d'écoulement comme dans ceux où il y en a. Je répète que cet écoulement n'est qu'une circonstance éventuelle et accidentelle de l'action continuelle de la matrice, due à l'absence de l'excitant naturel. Le véritable but de cette action est l'incubation du germe reproducteur. Elle constitue un commencement de gestation. Ainsi la période sanguine est une gestation avortée à défaut de germe.

Il paraît que l'alaitement apporte quelques modifications à l'influence nerveuse générale et particulièrement à la portion de cette influence qui est départie à la matrice. Les femmes qui sont nourrices ont des règles peu abondantes et souvent n'en ont pas du tout. Dans le cours de la grossesse, cet écoulement ne saurait exister, puisque tout se passe naturellement et que le sang qui aborde dans le tissu de la matrice est en grande partie employé à la nutrition du fœtus. Lorsque la femme ne nourrit pas, l'écoulement reparaît environ un mois après les couches ; ce qui ferait croire que le mouvement spontané de la matrice recommence aussitôt que cet organe est débarrassé. Il résulterait de là que le vœu de la nature serait que les femmes, ainsi que les femelles d'ani-

9

maux, fussent dans un état continuel de grossesse ou d'alaitement, à partir de l'époque de
la puberté jusqu'à l'âge critique ; qu'elles
fussent toujours aux œufs ou au lait, comme
on dit dans le monde. Ce ne serait donc qu'à
ce prix qu'elles pourraient se débarrasser de
l'incommodité des règles.

Il est aussi difficile d'indiquer la cause de
la suppression de cet écoulement vers l'époque critique que celle du début de l'érection
menstruelle de la matrice dont il est la suite.
Je crois cependant qu'il a lieu par l'effet d'un
affaiblissement qui porte en général sur les
nerfs et en particulier sur les nerfs de l'utérus. Quoiqu'il en soit, il n'est pas du tout
certain que le mouvement menstruel cesse
avec l'écoulement lui-même. Il est à présumer
au contraire qu'il persiste plus ou moins
long-temps après la suppression de ce dernier. C'est probablement lui dont la présence
se fait sentir après cette époque, et qui, par
son irrégularité , occasionne des accidens
locaux ou généraux plus ou moins prononcés , lesquels ont été jusqu'ici faussement
attribués à la cessation de l'écoulement. Il
me paraît bien démontré que cette dernière
circonstance n'est jamais que l'effet et non la
cause des changemens qui surviennent naturellement ou accidentellement , soit seule-

ment dans la vitalité de la matrice même,
soit dans la vitalité générale. Il est bien certain, à mon avis, que c'est une très-vicieuse
pratique de prétendre que l'état maladif soit
dû à la suppression des règles. C'est cette
suppression, au contraire, qui est occasionnée elle-même par l'état maladif.

Cette théorie de la menstruation pourrait
me fournir beaucoup d'autres applications à
la pathologie. Je me bornerai à indiquer les
suivantes.

J'ai dit que l'érection menstruelle s'exécute
avec lenteur et qu'elle met plusieurs semaines à parvenir à son dernier degré, au point
marqué par l'écoulement sanguin. Il y a
donc de nombreuses périodes d'exaltation
de l'action organique de la matrice entre
son début et son dernier terme. Or, ce mouvement peut très-bien recevoir accidentellement une impulsion plus ou moins forte,
sans pour cela devenir sensible, et surtout
sans parvenir au période de l'écoulement
sanguin. Il peut très-bien subir un dérangement, une altération quelconque sans
qu'on s'en aperçoive. Voici pourquoi la
matrice donne rarement des signes d'affection dans l'état maladif quoiqu'elle y participe réellement presque toujours. La part
qu'elle y prend consiste probablement dans

un état d'expansion forcée , qui est très-
voisin de l'état naturel de l'organe. Il ne peut
donc fournir aucun signe particulier à l'observation. Combien d'autres organes dont les
tissus sont aussi très-expansibles et peuvent
être affectés sans un dérangement notable
dans leur structure intime , sans lésion matérielle ! c'est en général le propre des parties de l'organisation qui sont liées directement à l'appareil ganglionnaire.

D'un autre côté , si une cause étrangère
agit sur l'économie dans le temps où l'érection menstruelle arrive vers sa fin , on conçoit qu'elle peut facilement avancer et déterminer l'instant de l'écoulement sanguin.
Ainsi, la même cause agissant avec le même
degré de force , ne produira pas d'hémorrhagie utérine , si elle frappe au commencement d'une nouvelle période d'érection ,
et l'occasionnera , au contraire , si elle frappe
peu d'instans avant la fin de cette période.
D'ailleurs on sent que la production de ce
phénomène doit être en grande partie subordonnée à la manière d'agir des causes sur
l'économie , c'est-à-dire , suivant qu'elles
sont fortes ou faibles , lentes ou vives.

Mais toujours est-il vrai que l'hémorrhagie
utérine ne constitue pas un accident très-
grave par elle-même , et qu'elle annonce ,

au contraire, que l'organe n'a pas subi une grande altération dans son organisation. On dirait que ce n'est que le phénomène naturel sorti de ses limites ordinaires. Le fait est que je l'ai vu plusieurs fois coïncider avec un état très-satisfaisant du pouls et de l'état général de l'individu malade. Il est à mes yeux clair comme le jour que ce n'est pas lui qui mérite le plus d'attention de la part du médecin, c'est l'affection générale. C'est en guérissant cette affection générale qu'on fait cesser l'hémorrhagie. Celle même qui suit le travail de l'enfantement d'une manière accidentelle, ne serait jamais mortelle si ce travail ne déterminait pas en même temps cette affection générale dont je parle.

Ainsi que je l'ai déjà dit ailleurs, lorsqu'une cause étrangère agit d'une manière vive et forte sur l'économie, elle peut facilement déterminer la désorganisation des parties, qui ne sont pas très-expansibles et qui n'ont pas d'ailleurs le temps de se prêter à ce mode de développement, vu la promptitude même de l'impulsion insolite qu'elles reçoivent. Il n'en est pas de même de la matrice; les lésions matérielles l'atteignent très-rarement, son tissu s'altère peu, parce qu'elle a la faculté de s'épanouir à un très-haut degré.

La suppression accidentelle de l'écoule-

ment sanguin est souvent la suite d'une affection lente et durable. L'action organique
de la matrice finit par s'altérer comme l'action générale de ses tissus, de sorte que les
différentes périodes du mouvement menstruel
et particulièrement celle qui répond à l'é-
coulement, ne peuvent s'accomplir dans
toute leur plénitude. Du reste, il ne faut pas
toujours un degré très-élevé d'altération
pour amener ce résultat, car on l'observe
dans des variétés de l'état maladif qui n'ont
qu'un faible caractère d'intensité.

Remarquons que ce n'est que dans les affections d'une certaine durée que l'observation peut se fixer sur ce symptôme. Comme
l'écoulement sanguin ne se manifeste que de
mois en mois, on conçoit qu'il doit y avoir
un grand nombre de maladies de peu de
durée où sa suppression ne peut jouer aucun
rôle. Mais si cet écoulement était à des époques plus rapprochées, tous les jours, par
exemple, on le verrait probablement s'altérer,
comme d'autres phénomènes, dans toutes
les maladies peu durables; et l'on pourrait
s'assurer que la matrice participe à ces sortes
d'affections tout aussi bien que le cœur, les
poumons, l'estomac, le foie, les reins, etc.

Si dans ces cas maladifs d'une courte durée, l'altération de la vitalité de la matrice

est presque la seule circonstance qui ne soit pas sensible, il n'en est pas de même dans certaines variétés chroniques de l'état pathologique où, à son tour, elle constitue le symptôme le mieux caractérisé et le plus palpable. En effet, dans ces variétés, la plupart des autres phénomènes s'exécutent d'une manière qui approche assez de l'état naturel pour qu'il soit difficile de s'apercevoir de la part qu'ils prennent à l'affection vitale générale ; tandis qu'il n'y a rien de plus frappant et de plus facile à constater que la cessation de l'écoulement menstruel. C'est là ce qui a presque toujours fait prendre, dans ces cas, ce symptôme pour la cause ou la base principale de l'état maladif. C'est presque uniquement l'aménorrhée qui préoccupe les médecins.

Pour moi, je considère l'existence de ce symptôme comme une circonstance de plus en faveur de la doctrine que je professe relativement à cette base. Ainsi, le plus ordinairement il me suffit de sa présence pour être sûr que le siége principal du mal est dans les parties internes ou ganglionnaires et non dans les parties externes ou cérébrales, comme on le croit souvent, principalement dans les variétés maladives qui s'accompagnent d'un dérangement des facultés de l'esprit. Il y a à cela des exceptions dont je parlerai plus tard. D'ailleurs il est assez rare que la suppression des menstrues ne s'accompagne pas de quelqu'autre symptôme interne d'affection bien caractérisé.

D'après toutes ces considérations sur l'action de la matrice, on voit donc que cet organe a des caractères vitaux qui le rapprochent des autres et particulièrement de ceux qui sont, comme lui, liés directement à l'appareil ganglionnaire; qu'il ne jouit point d'une vitalité spéciale, mais qu'il en puise le principe dans un réservoir commun. Ce n'est donc point, comme on l'a si souvent répété, une espèce d'animal séparé du reste et vivant d'après des lois toutes particulières. Ce prétendu génie de la matrice n'est donc qu'un être tout à fait imaginaire.

Bien loin de là, cet organe, outre les modifications naturelles, partage facilement les impressions accidentelles que reçoit la vitalité générale. Si cette circonstance échappe à nos sens, c'est qu'il ne peuvent saisir tous les changemens que ces impressions font subir à l'organisation elle-même. Il me paraît maintenant hors de doute que la matrice peut être affectée jusqu'à un certain degré sans fournir à l'observation aucun signe sensible de ce changement d'état. On a vu que c'est à l'aide du raisonnement dont j'ai fait connaître les bases que je suis parvenu à m'assurer de cette vérité. Il eût été de toute impossibilité d'obtenir ce résultat à la faveur de la simple observation, telle qu'on la mise en usage jusqu'ici, de cette observation qui ne porte que sur l'extérieur des phénomènes de la vie et pour laquelle on affecte une si grande prédilection. Il est évident qu'elle ne peut atteindre que l'écorce de ces phénomènes, si je peux m'exprimer ainsi, qu'elle rapetisse tous les points de vue au lieu de les étendre; et qu'elle tend à jeter de l'obscurité sur les choses les plus simples et les plus claires.

Mais cette manière d'observer n'a pas été jusques-là le seul obstacle à la manifestation de la vérité. Toutefois, comme c'est lui qui a guidé les premiers pas de l'homme, on peut croire qu'il est cause de toutes les fausses routes qu'on a suivies par la suite; de toutes les fausses tentatives auxquelles on a été obligé de se livrer pour sortir de l'état de ténèbres qu'il a fait naître. Ainsi, comme je crois déjà l'avoir observé, les erreurs des temps modernes ne seraient que la conséquence naturelle des erreurs des temps anciens. Les premières doivent être nécessairement plus nombreuses que les dernières, parce que le cercle de l'observation et de

l'expérience s'est agrandi, et que cet agrandissement s'est opéré sur des bases, peut-être,
plus vicieuses encore que celles qu'il avait
dans l'origine.

DE L'ANATOMIE

PROPREMENT DITE,

APPLIQUÉE A LA PHYSIOLOGIE ET A LA MÉDECINE.

LES connaissances anatomiques devaient nécessairement servir à éclairer la physiologie. En effet, il est sûr, que sans l'anatomie, cette dernière eût été à jamais plongée dans l'obscurité la plus profonde. Elle n'était pas moins indispensable pour la découverte des rapports vitaux de nos organes que pour celle de leurs rapports matériels. Il est certain que si je n'eusse pas connu l'existence et la disposition anatomique des appareils nerveux, je ne serais jamais parvenu à acquérir les notions que j'ai sur l'atmosphère vitale, d'où je crois que tous nos organes tirent le principe de leur action.

D'ailleurs tout ce qu'on a su jusqu'ici touchant les phénomènes de la vie, ne porte que sur la connaissance des rapports matériels de nos organes. La physiologie n'est, pour ainsi dire, que de l'anatomie; tout roule sur les formes et la disposition matérielle de l'organisation. Avec de semblables points de vue on n'a pas pu pénétrer bien avant dans les connaissances qui ont rapport à la nature et aux lois de la vitalité elle - même. Mais, du reste, on est parvenu à la découverte du mécanisme d'un grand nombre de phénomènes très - importans. On ignore la cause ; mais on connaît très-bien un grand nombre de résultats de la vie : tels sont, par exemple, les notions qu'on possède sur le mécanisme de l'absortion, de la circulation, de l'exalation, sur celui de la respiration, de la locomotion, de la vision, de l'audition, etc. J'applaudis plus que personne à la gloire des physiologistes qui ont contribué à éclairer tous ces points de la science.

Remarquons que les physiologistes de nos jours se félicitent souvent de leur réserve à cet égard. Ils s'approuvent très - fort de ce qu'ils ne se hasardent pas à porter leurs vues au-delà des choses sensibles, au-delà

du jeu de l'organisation matérielle. Il est
certain que tant ce qu'ils s'en tiendront à
cette prudente conduite, les erreurs nouvelles qu'ils pourront commettre ne tireront
pas à grande conséquence. Mais il faut qu'ils
renoncent à l'espoir d'apporter jamais beaucoup de lumière sur le point le plus important
de la science, sur la nature toute vitale de l'état
maladif : car il y a dans cet état d'autres ressorts en jeu que ceux de la matière palpable.

Au reste, je prendrai ici l'occasion de
faire une autre remarque. C'est que je fais
concourir toutes les parties anatomiques du
corps au système que j'annonce et qui a rapport à la vitalité elle-même et à ses lois.
Comme d'autres physiologistes, je n'invente
pas de pures abstractions qui ne se rattachent
à rien de sensible dans l'économie. Ce ne
sont pas de prétendues puissances isolées de
la matière, des êtres imaginaires, tels que
les propriétés vitales admises par Haller et
Bichat, ou la force vitale des anciens, ou
l'âme de Stahl, ou l'archée de Van-Helmont,
etc. On ne peut attacher aucune idée fixe à
ces prétendues puissances vitales, parce
qu'elles n'ont aucun siége déterminé, aucune
source connue. Elles sont partout et l'on ne
peut les saisir nulle part, même par la
pensée.

On sentira que le principe vital dont je
reconnais l'existence se rattache d'une manière intime à tous les élémens et à toutes
les parties de l'organisation. Il en accompagne tous les matériaux ; il en suit tous les
canaux ; il préside à tous ses actes. Il n'existe
pas hors de l'organisation dans l'intérieur du
corps. Je lui reconnais, il est vrai, un réservoir
particulier dans les animaux ; mais ce réservoir
est composé lui-même par des parties anatomiques, par des matériaux palpables de
l'organisation. Les auteurs des systèmes dont
je parlais, il n'y a qu'un instant, ont cherché
à restreindre le rôle des nerfs pour laisser
de la place à leurs abstractions. Moi, au
contraire, j'accorde une influence très-éten-
due à ces organes qui n'existent pas, sans
doute, pour rien : du moins on peut très-bien
se permettre de croire qu'ils ont des usages
plus grands que ceux qu'on leur connaît déjà.
Ce qu'on sait sur ce point doit disposer à
en soupçonner davantage. On verra comment je rattache à l'usage des nerfs le système que je veux faire connaître. Ainsi, un
système qui s'appuie sur des élémens si nombreux et si palpables, pourrait bien ne pas
être mis au rang des conceptions chiméri-
ques, comme certains esprits sont, je n'en
doute pas, disposés à le faire.

Quoiqu'il en soit de toutes ces réflexions, et en considérant même comme non avenues les idées que je mets en avant et que j'étaye fortement sur des principes d'anatomie, nous devons tous reconnaître que cette dernière science a été jusqu'ici très-utile à l'avancement des connaissances physiologiques.

Mais il est assez ordinaire que les hommes abusent de tout ; et il me semble qu'on pourrait douter si les connaissances anatomiques ont jusqu'ici produit pour la physiologie plus de bien que de mal : si elles n'ont pas fait naître autant d'idées fausses que de vraies sur cette science, principalement sur la nature de la vie elle-même et le jeu de ses ressorts. C'est précisément dans le temps où l'anatomie a fait plus de progrès, que ce point fondamental de la physiologie s'est plus obscurci ; que les idées sur la vitalité se sont compliquées d'une manière extraordinaire. C'est lorsqu'on a eu bien connu tous les tissus de l'organisation, qu'on a divisé cette vitalité en mille pièces. Chacun d'eux a eu une existence particulière, un génie caractéristique. Le corps vivant n'a plus été un seul être, ça été un composé de plusieurs êtres, vivant chacun à leur manière et d'après une impulsion locale ou inhérente à leur substance.

Il n'en était pas de même auparavant. L'organisation étant moins connue des anciens, les physiologistes n'admettaient qu'un petit nombre de puissances vitales pour tous les organes de l'économie. Toutefois, ils ont été obligé d'en admettre plusieurs espèces, parce que ce qu'ils savaient sur cette organisation leur a paru encore trop varié pour en attribuer tous les phénomènes à un seul principe de vie. Quelques-uns, cependant ont senti cette vérité ; mais ils n'ont pas réussi à la démontrer ; ils n'ont pu l'énoncer qu'en termes généraux et abstraits.

Si l'anatomie a contribué à obscurcir les vérités fondamentales de la physiologie, elle a eu des résultats, peut-être, encore plus préjudiciables aux progrès de la pathologie interne. Dans tous les temps on s'est empressé de créer de nouvelles maladies à mesure que le scalpel découvrait quelque nouveau tissu. La nomenclature des affections s'est accrue en proportion de la nomenclature des parties anatomiques du corps. On a cru pouvoir disséquer l'état maladif comme on peut disséquer l'organisation. Plus le scalpel a divisé, plus les pathologistes ont distingué. Qu'est-il résulté de là ? le cahos tout pur ; un véritable dédale où chacun suit une direction particulière, où il règne une éternelle controverse ; enfin un état de choses qui ne mérite guère qu'on s'étonne des reproches plaisans ou graves qu'on lui a adressés à toutes les époques.

Non-seulement on attribue à chaque organe une influence particulière sur les autres organes, mais encore à chaque tissu composant les organes. Une membrane séreuse, une membrane muqueuse, un système vasculaire dominant tour à tour dans l'état maladif ! quels systèmes ! vraiment je ne peux croire qu'ils se soutiendront long-temps. Est-il possible, par exemple, que dans les cas qu'on considère comme des inflammations internes, on continue à ne voir que l'affection d'un seul tissu, que le jeu d'une membrane, que la prédominance des vaisseaux blancs ou rouges. Je conçois qu'il y a une trop grande distance entre cette manière de voir et celle que je professe moi-même, pour qu'on adopte cette dernière sans difficulté. Mais faut-il un grand effort de raison pour sentir au moins une partie du vide de la première ? il me semble qu'il devrait suffire de se donner seulement la peine d'y penser. Je ne peux m'empêcher de répéter que ce vide est immense. Je ne connais rien de plus incomplet, rien de plus superficiel, et d'ailleurs rien de plus funeste pour les malades que les idées qui règnent sur ce point. On rira, dites-vous, de mes propres opinions ; je souhaiterais bien que les vôtres n'excitassent chez moi et ne méritassent, en effet, que le rire.

DE L'ANATOMIE

PATHOLOGIQUE.

L'ANATOMIE pathologique n'a fait que ren-
chérir sur cette tendance des médecins à
individualiser et à localiser les maladies. Ce
moyen de recherches est surtout très en
vogue de nos jours ; et tel est le degré de
confiance qu'on semble y ajouter, que j'ose
à peine dire l'éloignement qu'il m'inspire.
Mais comme je n'ai pas jusqu'à présent dé-
guisé ma façon de penser, je ne le ferai pas
encore ici, au risque de ce qu'il pourra en
arriver.

C'est donc un autre genre de travail bien
puéril à mes yeux, que les recherches d'anatomie pathologique faites dans le but de dévoiler la nature et le siége des maladies. Quelle
découverte que celle d'un point rouge dans
un cadavre ! quelle rapport peut-il y avoir

entre une si petite altération organique ou
matérielle, et le trouble général et profond
qui cause la mort? passe encore quand cette
altération a son siége dans le cerveau ou
dans quelque gros cordon nerveux qui sont
des organes essentiels à la vie. Je conçois
bien que, dans ces cas, la lésion matérielle,
d'ailleurs presque toujours consécutive du
trouble général, je conçois bien, dis-je, que
cette lésion peut constituer une complication très-fâcheuse de l'état maladif. Mais ce
que je ne conçois pas, c'est l'importance
qu'on attache à une lésion de cette espèce,
souvent très-légère et souvent même supposée, qui peut se rencontrer dans des organes dont l'intégrité n'est pas d'une nécessité absolue pour l'exécution du mécanisme
vital. Que de lésions organiques internes de
toutes espèces et même très-étendues sont
compatibles jusqu'à un certain point avec la
vie! combien n'en voit-on pas qui accompagnent certaines variétés maladives pendant
des années!

Il y a plus, je pense qu'il est bien difficile d'assigner précisément la part que prennent à la mort certaines lésions du cerveau
lui-même, et qu'il est très-hasardeux de
prononcer qu'elles en sont l'unique cause.
Il est bien possible qu'on se trompe quand

on croit avoir deviné le véritable secret de
la mort après la découverte de quelque altération au cerveau. A plus forte raison ,
risque-t-on de se tromper, à la suite d'une
découverte semblable dans quelqu'autre
organe bien moins important que celui - ci.
D'ailleurs je vais établir que toutes les lésions
matérielles sont presque toujours l'effet et
non la cause d'une lésion vitale à large base.
Du reste, quand l'apoplexie détermine quelque épanchement dans l'épaisseur du cerveau, cette circonstance peut bien hâter et
même occasionner la mort ; mais ce qui ne
me paraît pas moins certain , c'est que le
siége principal et primitif, ou la vraie base
de la variété maladive qu'on nomme apoplexie , n'est pas dans le cerveau : aussi je conçois très-bien que la mort puisse arriver sans
qu'on trouve de lésion matérielle dans cet
organe sur le cadavre , comme cela arrive
bien souvent.

C'est depuis que j'ai reconnu deux principes éminemment physiologico-pathologi-
ques, la simultanéité et la spontanéité d'affection , que j'ai senti l'abus des recherches
cadavériques.

J'ai dit ailleurs que la spontanéité d'affection appartenait seulement aux organes qui
sont liés directement à l'appareil nerveux

ganglionnaire. Eh bien , durant l'existence
du malade , on peut très - bien remarquer ,
au moins dans une foule de cas , l'altération
de toutes les fonctions en général et en particulier celle de toutes les fonctions internes.
Très-souvent cette altération n'est pas sensible sur tous les points de l'intérieur ; mais
j'ai déjà exposé la plus part des raisons qui
s'opposent à cette manifestation ; et certes
ce n'est pas dans l'étude de la mort que j'ai
puisé ces raisons. Cette étude est trop muette
et trop stérile pour faire connaître l'étendue et les caractères des phénomènes de
l'existence.

Tous les organes qui sont exclusivement
ou presque réclusivement soumis à l'influence
directe de l'appareil nerveux ganglionnaire ,
sont susceptibles d'agir sans cause matérielle
déterminante, sans la présence d'aucun excitant physique. Je n'ai pas eu plutôt acquis
la connaissance de ce caractère physiologique de la vitalité, que j'ai pu en faire l'application aux premiers cas de maladies qui
se sont présentés à mon observation. J'ai
reconnu que cette vitalité, une fois qu'elle
a été troublée par une cause passagère quelconque , peut se maintenir en cet état plus
ou moins de temps sans la présence d'aucune
cause matérielle entretenante , sans lésion

organique , sans principes délétères, sans saburres, sans bile ni altrabile, sans putridité, etc.

Non-seulement ce trouble peut s'entretenir de lui-même ; mais encore il est susceptible d'accroître d'intensité sans autre cause que la première impulsion qui l'a déterminé. Ce point de physiologie pathologique est pour moi de la plus grande évidence, et j'ai occasion de l'avoir tous les jours sous les yeux. Que de difficultés il a fait disparaître de mon esprit ! ainsi, qu'on se dispute tant qu'on voudra pour la recherche des causes entretenantes. Il y a bien long-temps que je regarde toutes ces discussions comme parfaitement oiseuses.

Vous ne concevez pas, dites-vous, l'existence d'un état maladif sans cause matérielle ; selon vous, l'expression de spasme n'est qu'un mot vide de sens. Je serais bien de votre avis à cet égard, s'il fallait interpréter ce mot dans le sens qu'on y a attaché jusqu'ici. Mais j'ai su le rattacher à l'action spontanée de nos organes, c'est-à-dire, à ce grand caractère de la vitalité qui fait le fondement de l'existence, sur lequel reposent les phénomènes les plus importans et qui tient à l'essence même de l'agent qui les met en jeu. D'après cela , je trouve très-naturel d'admettre que les

phénomènes extraordinaires ou maladifs dépendent eux - mêmes de ce caractère de la
vitalité ; qu'ils sont le résultat de l'action
spontanée sortie de ses limites naturelles. Or ,
je crois pouvoir exprimer cet état par les
mots d'exaltation insolite ou de spasme qui ,
dans mon esprit, ne supposent ni ne rejettent l'existence des lésions matérielles.

Je suis maintenant fixé , non - seulement
sur le siége principal de l'état maladif et sur
la cause qui l'entretient , mais encore sur
son véritable caractère. Il faut rendre jus-
tice à qui elle appartient : l'anatomie pathologique a conduit M. Broussais à reconnaître
que ce caractère consiste , dans tous les cas ,
dans un état d'exaltation insolite de la vitalité. Je partage cette opinion , mais ce ne
sont pas les recherches sur les cadavres qui
me l'ont fait adopter. Je dirai plus tard que
la simple observation des phénomènes de
l'existence fournit des documens plus que
suffisans pour étayer cette doctrine.

Ainsi je pense que l'état maladif interne
consiste presque toujours dans un état d'exaspération vitale , fixé principalement sur tous
les organes ganglionnaires , et qui, de là, se
propage à toutes les autres parties de l'économie. Cette manière de voir me semble tellement fondée et appuyée sur un principe

tellement constant, que je ne fais pas difficulté de l'admettre lors même que toutes
les circonstances de l'état maladif ne sont
pas très-sensibles, lors même que le trouble
ne nous semble pas bien général, chose d'ailleurs assez rare. Cependant, comme il est
beaucoup de parties tant solides que fluides
qui sont soustraites à notre investigation, on
est bien quelquefois obligé de les croire
affectés par simple induction. Mais ce que je
dirai par la suite sur les liens qui unissent
tous nos organes fera, je crois, penser que
c'est une induction si naturelle qu'elle équivaut presque à l'évidence même.

La base de l'état maladif s'étend donc à
tous les organes liés à l'appareil ganglionnaire, au lieu d'être bornée à un ou à plusieurs
points du corps, comme on le croit dans
beaucoup de cas, ou de s'étendre à toute
l'économie, comme on le pense d'autrefois.
Les organes liés à l'appareil cérébral ne sont
affectés que consécutivement et parce que
les deux appareils nerveux sont unis d'une
manière intime, et qu'il y a entr'eux simultanéité d'affection. Comme les organes cérébraux ne sont point susceptibles de la spontanéité d'affection, ils ne peuvent être long-
temps malades qu'en vertu d'une lésion
matérielle développée dans leurs propres

tissus ou par suite de l'affection des organes ganglionnaires.

Les altérations matérielles, dans quelques points de l'intérieur qu'elles se rencontrent, ne sont presque toujours que le résultat ou la conséquence de cette espèce de lésion vitale générale. Elles résultent de son exaltation progressive.

Il est pourtant des cas où la lésion matérielle interne se développe en même temps que la lésion vitale générale. C'est lorsqu'une cause étrangère introduite dans l'intérieur des organes ganglionnaires agit sur eux d'une manière violente et persistante. Ainsi, l'action d'un agent chimique, d'un poison, peut occasionner une véritable inflammation dans les voies digestives, en même temps qu'elle détermine une secousse générale sur l'atmosphère nerveuse, et la lésion vitale générale dont j'ai parlé. Il n'est pas possible d'agir un peu fortement sur un point quelconque de cette atmosphère sans l'ébranler toute entière : ce qui fait qu'il n'est pas possible de distinguer deux temps entre la production de l'altération matérielle et celle de la lésion vitale générale. Au reste, cette dernière précède souvent l'autre, même dans le cas que j'établis ici ; et c'est encore elle qui mérite le plus d'attention de la part du médecin. Ce n'est que l'affection générale qui détermine la mort dans les divisions, les déchirures, les désorganisations quelconques arrivées à nos parties, tant internes qu'externes.

Il est à la connaissance de tout le monde que l'existence est compatible avec des lésions matérielles les plus étendues comme les plus variées. C'est surtout ce qu'on observe dans les variétés chroniques de l'état maladif, alors que la lésion vitale générale a perdu son intensité primitive, ou lorsque se développant lentement, elle donne ainsi le temps aux ressorts généraux de la vie de s'habituer jusqu'à un certain point à ce changement d'état. La désorganisation peut être portée au plus haut point, et avoir une durée très-longue avant de déterminer le trouble général qui précède et produit la mort.

Non-seulement ces sortes de désorganisations, qui s'établissent lentement, n'ont qu'un effet très-peu marqué sur l'ensemble de la vie, mais il en est aussi de même de certaines lésions aiguës. Quelques grandes qu'elles soient, elles ne sauraient occasionner la mort lorsqu'une cause quelconque arrête les progrès de la lésion vitale générale qui les accompagne, et qui fait dans tous les cas la véritable base de l'état maladif. Les fastes

de l'art sont remplis d'observations qui dé-
posent en faveur de cette proposition. On
y voit toutes sortes de plaies des organes
internes, des gangrènes, des suppurations,
des dépôts, des infiltrations, etc., ou qui
ont été suivies de la guérison ou qui n'ont
pas déterminé la mort immédiatement. Après
cela que doit-on penser de l'importance
qu'on attache à la considération d'un ou de
quelques petits points de rougeur qui se
développent dans quelques-uns de nos organes dans certaines variétés aiguës! et, à
plus forte raison, que dire de ces altérations
locales invisibles qu'on suppose depuis quelque temps, et auxquelles on accorde un rôle
si étendu! moi aussi, d'ailleurs, je reconnais
des lésions qui ne sont ni visibles ni palpables après la mort, mais je leur donne une base
beaucoup plus large et plus physiologique.

C'est une chose superflue que de se livrer
à l'examen des observations qu'on a re-
cueillies sur ce point de physiologie pathologique ; il n'est besoin que d'approcher le
premier individu en proie à un état maladif
tant soit peu grave, pour voir que tous ses
organes souffrent simultanément, et pour se
convaincre de tout le vide de ces considérations locales, pour sentir qu'elles n'ont d'importance réelle que dans les livres et non
dans la nature.

Cependant je vais rapporter ici quelques observations de lésions matérielles aiguës que j'ai eu occasion de faire moi-même.

En 1812 , j'étais chargé de pansemens dans un hôpital militaire. Un jour il nous survint un soldat qui avait reçu d'un de ses camarades un coup de cette arme qu'on nomme briquet. La pointe lui était entrée dans la région hyppogastrique et avait ouvert la vessie. L'urine s'échappait en abondance par la plaie extérieure, d'où l'on pouvait conclure qu'il y en avait beaucoup d'épanchée dans la cavité péritonéale. Le malade arriva à l'hôpital deux jours après son accident.

Le chirurgien en chef étant absent, je lui plaçai une sonde à demeure, et, comme on le voyait condamné à une mort certaine, on se contenta de le laisser en repos et à la diète.

Au grand étonnement de tous les chirurgiens de l'hôpital , les accidens généraux immédiats furent très-peu prononcés , et , chose incroyable, le calme resta presque parfait ; seulement le ventre se ballona légèrement. Le vingtième jour de l'entrée du malade à l'hôpital, et le vingt-deuxième de son accident, un des chefs du service de santé, homme de mérite, ne craignit pas de se prononcer en faveur de la possibilité de la guérison. La mort n'arriva que six jours plus tard, les canaux de la vie paraissant épuisés plutôt que rompus.

Le lendemain je procédai à l'autopsie, et voici ce qui se présenta à ma vue. La putréfaction de tout le bas ventre était telle, que j'eus beaucoup de peine à distinguer les organes les uns des autres. Tout était adhérent et noyé dans des flots d'un fluide épais et grisâtre; ce n'était qu'un véritable putrilage. Je ne pus rien apprendre touchant la plaie de la vessie, que je rencontrai pourtant sous forme d'un petit œuf d'un tissu dur et serré.

Maintenant je demande si cet état de désorganisation a été l'ouvrage des vingt-quatre heures qui ont séparé le moment de la mort et celui de l'autopsie, ou si l'on ne doit pas croire plutôt qu'il existait avant et même long-temps avant la mort? Je ne peux m'empêcher de me prononcer en faveur de cette dernière proposition. La mort a dû, dans ses premiers instans, arrêter plutôt qu'augmenter les progrès de ce désordre. D'ailleurs l'épanchement manifeste de l'urine au commencement du mal et les adhérences multipliées qui se présentaient, attestaient d'une manière péremptoire que la désorganisation matérielle était ancienne. Cependant les accidens généraux avaient été peu prononcés ; quelques jours seulement avant la mort il existait un état apparent de mieux être tel qu'un homme de l'art pense qu'il y a chance pour la guérison. Le malade s'éteint d'une manière lente et calme; et ne paraît pas succomber à des symptômes de maladie aiguë.

Or , si des désorganisations internes si étendues peuvent exister sans déterminer des accidens généraux plus prononcés que ceux qui se sont présentés dans l'observation précédente , que doit-on penser du rôle qu'on fait jouer aux lésions très-superficielles qu'on rencontre dans bien des cas sur le cadavre ?

Quel est le chirurgien qui n'a pas vu des malades survivre de plusieurs semaines et même des années à des hernies gangreneuses ? il m'est arrivé d'en voir un , affecté de cet accident depuis trois jours , se lever et aller s'asseoir auprès d'un poële pour s'y chauffer , y rester une demi-heure et s'en retourner seul à son lit. Deux jours après on l'opère, et il meurt dans les vingt-quatre heures qui suivirent l'opération.

Étant à Paris , au commencement de l'année 1821 , je fus appelé pour donner mes soins à une femme qui, à la suite d'une chute , s'était enfoncé une des vraies côtes. Le poumon avait été tellement déchiré par les fragmens de l'os, qu'au bout d'une heure et demie il existait un emphysême des plus considérables. Le cou et la poitrine avaient un volume énorme, et la malade était dans un état très-imminent de suffocation. Eh bien, pour arrêter tous les accidens et imprimer une marche très-simple et très-régulière à la guérison, il a suffi d'une saignée et d'une incision que je pratiquai sur le point correspondant à la fracture, afin d'établir une issue facile au-dehors à l'air épanché dans la poitrine. La plaie du poumon n'a apporté aucune autre complication que cet épanchement d'air.

Cependant il est des cas où les lésions matérielles internes qui débutent avec l'affection vitale générale, méritent une grande considération ; mais aussi il en est bien d'autres où cette dernière prend tellement le dessus, que la première n'est plus qu'une circonstance presque indifférente de l'état maladif. Ceci peut s'appliquer aussi à l'affection générale que détermine quelquefois l'existence d'une lésion matérielle externe, d'une plaie ou d'un ulcère par exemple. Cette lésion bien souvent n'est plus rien auprès des symptômes généraux dont elle est la cause première.

Elle semble disparaître au milieu du trouble général dont la cause, qui était, dans le principe, due à l'existence de la plaie extérieure elle-même, est maintenant reportée sur les organes internes et se rattache à leur caractère de spontanéité d'affection. Il n'est aucun médecin qui n'ait pas vu cette métamorphose d'une maladie externe. Elle est surtout très-fréquente dans les hôpitaux. On sait bien que les plaies s'y compliquent souvent d'affections générales très-graves. C'est aussi ce qui arrive fréquemment à la suite des opérations chirurgicales. Quelque grande que soit la plaie, elle est souvent peu de chose auprès de l'affection interne dont elle est suivie.

Quoiqu'il en soit, hors les cas où l'état maladif interne est déterminé par l'action directe de quelque agent chimique ou mécanique, l'établissement de l'affection vitale générale précède toujours celui des lésions matérielles internes.

Ou bien les causes de l'état maladif sont générales et extérieures, ou bien elles sont locales et internes. Les premières frappent sur l'appareil ganglionnaire par l'entremise de l'appareil cérébral : les dernières frappent directement sur des parties qui sont de son domaine. Mais cette différence dans le mode d'action des causes n'empêche pas que les unes et les autres produisent un ébranlement

qui se fait sentir à toute l'étendue de cet
appareil et non pas seulement à une seule
de ces parties, comme on pourrait le croire.
Quand les causes internes ou locales ne sont
pas de la nature de celles dont j'ai parlé plus
haut, c'est-à-dire, des agens chimiques
ou physiques dont le seul contact détruit
l'organisation, quand, dis-je, ces causes ne
sont pas trop violentes ou trop actives, elles
ne font pas ordinairement plus de mal à la
partie contre laquelle elles frappent directement qu'à toutes celles qui sont liées au
même appareil nerveux. Seulement si ces
causes persistent après l'établissement de
l'affection vitale générale, elles favorisent
ultérieurement la désorganisation sur le point
qu'elles occupent plutôt que sur un autre.

C'est dans tout l'appareil ganglionnaire
que l'ébranlement, produit par les causes
étrangères, établit sa base ou son principal
siége. Quoiqu'il se fasse sentir aux deux appareils ou à toute l'atmosphère vitale, c'est
dans le ganglionnaire qu'il se prolonge et
acquiert de l'intensité, même après que les
causes ont disparu, car souvent ces dernières
ne sont que passagères.

L'autre appareil n'est pas susceptible de
se maintenir en état d'exaltation insolite
sans la persistance des causes, attendu sa
grande mobilité et le besoin qu'il a natu-

rellement d'excitations durables pour agir.
D'ailleurs il ne faut qu'une secousse très-
légère pour le porter au-delà de sa sphère
d'action ordinaire ; mais il rentrerait dans
son assiette naturelle aussi facilement qu'il
en sort, s'il n'était obligé de partager les
impressions plus persistantes de l'autre appareil. On voit souvent le calme succéder
promptement à une secousse nerveuse très-
prononcée. C'est lorsque la cause qui a
produit cette secousse a agi d'une manière
plutôt vive que violente, et qu'il ne s'en est
pas suivi une impression profonde et durable pour la sphère ganglionnaire.

Ce trouble général, dont la base est dans
la sphère ganglionnaire, existe donc souvent
sans aucune cause matérielle entretenante,
sans aucune lésion organique particulièrement. Cependant, suivant qu'il est plus ou
moins intense et plus ou moins aigu, il peut
fort bien altérer la substance même des organes et déterminer des traces de lésion
matérielle sur un ou plusieurs points du
corps.

C'est surtout dans les parties internes ou
ganglionnaires que cette espèce de lésion
consécutive se remarque le plus souvent.
Celles de ces mêmes parties qui restent soumises
à l'action directe des corps étrangers au milieu de l'affection générale y sont plus sujettes

que les autres ; telles sont les voies digestives et aériennes qui supportent habituellement la présence, les premières, des alimens, les dernières, de l'air extérieur. Ensuite viennent les parties tant externes qu'internes qui sont douées d'une contexture très-délicate et qui ne se prêtent pas facilement à l'épanouissement ou a l'espèce de boursoufflement peu sensible qui s'empare des tissus malades. Le cerveau est dans ce cas, outre qu'il possède une somme fort considérable de vitalité qui lui fait jouer un rôle très-étendu dans l'état de maladie comme dans celui de la santé. Aussi cet organe est-il fréquemment altéré dans son organisation, à la suite de l'état maladif. Enfin la peau dont la contexture est dense et serrée, et qui renferme beaucoup de papilles nerveuses, est bien plus disposée à s'altérer matériellement que le tissu cellulaire ou les muscles, par exemple.

Examinons maintenant ce qui se passe quand la mort termine l'état maladif. Tout cet appareil d'affection générale disparaît avec l'érétisme des tissus lui-même : et quand il n'y a pas eu de véritables lésions matérielles, comme il arrive souvent, l'inspection du cadavre ne découvre aucune trace de maladie. Il n'y a donc que l'altération de la matière, quand elle existe, qui s'offre à la vue ou qui peut se prolonger au - delà des

limites de la vie. Or, quel peut être l'objet
de l'anatomie pathologique, si non, la recherche des points du corps qu'occupe
cette espèce d'altération ? il serait sans doute
résulté des avantages de ce genre de recherches, si l'on n'avait pas toujours pris le
change sur le vrai caractère des altérations
qui en sont l'objet, c'est-à-dire, si l'on avait
considéré ces altérations pour ce qu'elles
sont réellement, pour des complications plus
ou moins fâcheuses de l'état maladif. Mais
comme on les a toujours prises pour la base
ou la cause même de cet état, il est facile
de sentir que l'anatomie pathologique n'a pu
être jusqu'ici, aussi elle, qu'une abondante
source d'erreurs. Elle a fortement contribué
à la médecine de symptômes ou de loca-
lisations. Elle en a multiplié les vues étroites
et matérielles. Elle a donc augmenté l'épaisseur des ténèbres au lieu de les dissiper.

Du reste, je dois observer que quelque
soit le résultat de l'anatomie pathologique,
il ne saurait contrarier en aucune manière
la doctrine que je professe en pathologie.
La base large sur laquelle elle repose la met
au-dessus de toutes les épreuves qui ont été
tentées jusqu'à présent. Je suis persuadé
qu'elle s'accorde avec tous les résultats connus de l'expérience. Ainsi, par exemple, je

ne trouve rien d'étonnant que ce qu'on appelle de nos jours des inflammations internes, ne laissent aucune trace de leur existence dans le cadavre ; et je ne m'étonne
pas davantage qu'il s'y en rencontre dans
bien des cas. Il me paraît assez simple que
des lésions matérielles puissent se rencontrer
dans le bas ventre d'un cadavre qui a succombé à ce qu'on appelle une fluxion de
poitrine, une pleurésie ou péripneumonie,
ou à tout autre maladie prétendue locale et
éloignée du siége occupé par la désorganisation. Je conçois qu'il peut très-bien arriver que des lésions organiques existent sur
autre point que celui qui est regardé comme
principalement affecté.

On peut consulter un mémoire publié par
M. Portal, premier médecin du roi, où il a
consigné des observations d'anatomie pathologique (1). Il a trouvé des lésions organiques
dans le bas ventre de plusieurs cadavres qui
avaient succombé à ce qu'on appelle la fluxion de poitrine, sans en rencontrer dans
cette dernière région.

Il résulte de toutes ces considérations que
les caractères locaux de l'état maladif interne
ne sont pas à comparer à ceux des altérations

---

(1) Journal complémentaire du dictionnaire des sciences
médicales , janvier 1820.

matérielles externes, connus sous. le nom
d'inflammations. Cet état consiste tout simplement en une exaltation insolite de la vitalité qui, très-souvent, n'apporte presque
aucun changement dans l'organisation naturelle des tissus. Il est vrai qu'il se manifeste fréquemment quelques-uns des symptômes de l'inflammation proprement dite ;
mais il est assez rare qu'ils s'y trouvent tous
réunis. La douleur, par exemple, peut très-
bien exister sans rougeur, sans tumeur, ni
augmentation de chaleur : on en peut acquérir la preuve dans mille circonstances. D'un
autre côté, une infinité de variétés de l'état
maladif n'offrent aucun des symptômes locaux
qui ont rapport à l'altération des tissus.

Enfin, quand ces symptômes existent et
lors même qu'ils s'y trouvent tous réunis,
ce n'est jamais que sur un ou plusieurs
points du principal siége du mal. Il est des
organes qui sont placés au centre même de
l'affection, qui ne deviennent presque jamais douloureux et qui n'offrent que très-
rarement après la mort des traces de lésion
organique. Tels sont le cœur, les reins, le
diaphragme, etc.

Toutefois je crois qu'il peut bien exister
dans tous ces organes, lorsqu'ils sont malades, une augmentation de chaleur et de

volume, mais à un trop faible degré pour que nous puissions nous en apercevoir dans tous les cas. C'est ce que j'appelle un état d'érétisme accidentel ou forcé, lequel est à peu près semblable à l'érétisme des parties qui sont naturellement disposées à ce mode d'exercice. Ensuite cet état, beaucoup plus vital que matériel, a tout le temps de disparaître entièrement dans l'intervalle qui s'écoule depuis le moment de la mort générale jusqu'à celui auquel on a coutume de faire l'ouverture des cadavres. Enfin, quand même il existerait encore, quels moyens aurions-nous pour l'apprécier ? pouvons-nous, par le seul secours de nos sens, juger d'un faible degré d'augmentation dans l'épaisseur d'un organe interne, dans le volume du foie, des poumons ou du cœur, par exemple ? ce n'est, sans doute, que lorsque cette augmentation est très-considérable, que nous nous en apercevons. Nous ne devrions donc pas nous étonner de ne rien rencontrer d'extraordinaire dans la substance des organes dans un grand nombre de cas. Pour mon compte, j'attache bien moins d'importance à cela que je ne faisais autrefois ; et c'est bien moins sur les modifications locales ou matérielles que sur celles des ressorts généraux de la vie que je concentre presque toute mon attention, du moins dans la plus part des cas.

Cependant, j'aurais tort de prétendre que les lésions matérielles ne méritent jamais une grande considération, car il arrive quelquefois, au contraire, qu'elles constituent une complication bien fâcheuse de l'état maladif. Quand surtout elles sont portées à un certain point, elles opposent à la guérison un obstacle qui est fréquemment insurmontable, mais toujours comme complications de l'état maladif.

On pourrait pourtant encore observer à cela qu'il n'est pas possible de savoir au juste l'étendue du rôle que ces sortes de lésions jouent dans le mécanisme pathologique ; car les accidens généraux peuvent être les mêmes, soit qu'elles existent, soit qu'elles n'existent pas. Un malade meurt tout aussi bien avec des organes très-sains matériellement qu'avec des organes altérés dans leur substance. Mais nonobstant cette considération, il est à croire que lorsque les lésions matérielles ont un certain degré de développement, elles deviennent causes entretenantes de l'affection générale, et qu'elles sont, par conséquent, dignes de toute l'attention du médecin. L'observation est d'ailleurs trop favorable à cette opinion pour ne pas l'ad-

mettre. Dans beaucoup de variétés chroniques de l'état maladif qui s'accompagnent
évidemment d'altérations matérielles, il est
presque palpable qu'il n'y a que cette complication qui s'oppose à la guérison. Je sais
bien du reste qu'il est aussi des variétés chroniques sans altération de substance qui ne
sont pas moins difficiles à guérir que ces dernières.

Quoiqu'il en soit, c'est surtout dans les
variétés chroniques qu'on se fait illusion sur
l'existence et l'influence des lésions matérielles. On en suppose souvent là où il n'y a
eu aucune trace.

Dans tous les cas, l'altération matérielle
ne peut être que le résultat d'un accroissement extraordinaire de la vitalité de la partie
qui en est le siége. Ainsi que je le donnerai
à entendre par la suite, il ne peut jamais y
avoir une augmentation de volume ou de
substance, ni formation de parties nouvelles,
tant fluides que solides, sans une accumulation insolite du principe de vie sur les organes qui présentent ces phénomènes. Le
raisonnement seul suffit pour s'assurer de
cette vérité. Or, l'anatomie pathologique,
à mes yeux, ne saurait plus avoir pour objet
la connaissance de ce caractère des lésions
matérielles, qui est, je crois, le plus im-

portant de tout. Cette connaissance étant acquise, il devient beaucoup moins utile de savoir quel est le siége que ses lésions occupent, surtout si l'on considère que la vitalité est une, et que la grande majorité des médications internes ont une action plutôt générale que locale, comme je l'expliquerai par la suite.

Trois raisons m'engagent à rejeter la dénomination d'*inflammation* qu'on a coutume de donner à une infinité de variétés de l'état maladif, et surtout à celles qu'on nomme pleurésie, péripneumonie, gastrite, entérite, péritonite, hépatite, etc. 1.º Ce ne sont jamais des affections limitées aux organes dont elles empruntent leur nom ; 2.º très-souvent elles ne sont accompagnées d'aucune lésion matérielle sensible, ou, du moins, elles offrent très-rarement tous les caractères inflammatoires réunis; 3.º enfin, quand il existe de véritables lésions matérielles, ce n'est presque jamais que consécutivement qu'elles se développent ; elles ne font que succéder à la simple exaltation vitale qui fait la base de la maladie ; elles ne constituent qu'une complication, qu'une circonstance accessoire de cette dernière.

Je n'approuve pas non plus les dénominations d'*irritation*, d'*excitation*, de *sur* ou *sub-excitation* appliquées dans toute l'étendue de leur sens, à l'état maladif interne. Les mots en médecine et en physiologie ont joué un rôle plus grand qu'on ne pourrait croire. Ceux - ci particulièrement ne contribuent pas peu à propager l'erreur sur la cause de l'état maladif. Ils font supposer, dans tous les cas, la présence d'un corps étranger irritant ou excitant comme cause entretenante : et j'ai dit déjà bien des fois qu'il est très - fréquent qu'il n'y en ait aucune autre que la disposition naturelle de la vitalité des organes à agir et à s'exalter spontanément. La cause entretenante est donc interne ; elle est dans la nature des élémens même de la vitalité ; il n'est besoin d'aucune excitation étrangère pour maintenir ces élémens hors de leur sphère d'action ordinaire, une fois qu'ils y ont été portés par quelques causes que ce soit.

Ces mots ne sont pas sans doute sans quelques rapports avec les idées fausses qu'on s'est formées, non-seulement sur l'existence en général des irritans internes, mais encore sur leur nature et sur les moyens propres à leur expulsion. Que de tentatives de toutes sortes ont été dirigées vers ce but ! et combien d'écrits inutiles ce point de doctrine n'a-t-il pas fait mettre au jour !

ALTÉRATIONS DES FLUIDES.

Il est tout naturel qu'à la suite de cet état d'orgasme insolite et spontané des organes ganglionnaires, il survienne plus ou moins d'altération dans tous les fluides, comme dans tous les solides de l'économie. Souvent cette altération des fluides est manifeste, et c'est toutes les fois que l'état maladif a un caractère très – prononcé d'intensité et d'acuité ; elle est bien moins facile à apercevoir quand cet état est faible et lent. Mais elle n'en existe pas moins à un certain degré, quoiqu'elle ne soit pas appréciable par les moyens physiques ou chimiques qui sont en notre pouvoir. Si ce n'est pas une altération matérielle et visible , c'est une altération vitale.

Il est évident qu'il ne peut pas y avoir de changement dans la vitalité des fluides, sans qu'il y en ait en même temps dans l'affinité ou la combinaison des molécules matérielles elles-mêmes qui entrent dans leur composition ; mais cette modification moléculaire peut fort bien exister jusqu'à un certain point sans être appréciable pour nos sens.

D'ailleurs l'altération des fluides constituans de l'économie n'est presque jamais une

véritable décomposition. Le plus ordinairement ce n'est qu'un simple changement de
proportion entre les divers principes dont
ils se composent ; c'est du plus ou du moins
dans la quantité de quelques - uns de ces
principes. La nature primitive du fluide ne
change point. Le sang reste toujours sang ;
seulement il est plus ou moins aqueux ou
plus ou moins oxigéné , suivant les cas. Ceci
n'est pas moins cependant une modification
vitale et matérielle , sujette à une infinité
de nuances dont il est bien impossible d'apprécier le nombre par quelque moyen que
ce soit. Il ne faut que le simple bon sens
pour concevoir que , dans tout état maladif,
surtout lorsqu'il a un certain point d'intensité , aucune partie de l'économie , tant solide
que fluide, ne peut rester dans un état tout-
à-fait naturel.

Je répète que l'altération des fluides constituans du corps n'est presque jamais que
consécutive de celle des solides , et c'est
perdre son temps et sa peine que d'y chercher la cause ou le principe des maladies.
Que d'épreuves chimiques ou physiques ne
leur a-t-on fait subir dans ce dessein ! Le
résultat de ces manœuvres s'évanouit presque tout entier devant le principe physio-
logico-pathologique de la spontanéité d'affection.

Le sang lui-même ne joue dans l'état maladif qu'un rôle passif et secondaire. Si l'évacuation de ce fluide à une action si directe
sur cet état, c'est qu'il est dans un rapport
intime avec les plus principaux foyers de la
vitalité, et qu'il contient autre chose que des
molécules matérielles, ainsi que je le dirai
plus loin.

Il y a pourtant quelques circonstances où
certains fluides de l'économie ne sont, peut-
être, pas étrangers, non à la production de
l'état maladif où ils n'entrent jamais pour
rien, mais à son entretien une fois qu'il est
établi et même à son accroissement d'intensité. Ainsi, après quelques jours de durée
de cet état, les fluides qui s'accumulent dans
les voies digestives, peuvent, en s'altérant,
devenir cause entretenante accessoire ou
secondaire des phénomènes généraux. Je
conçois, jusqu'à un certain point, que cela
peut être ainsi. Mais d'un autre côté, il me
semble qu'il existe un grand nombre d'autres
raisons qui militent fortement contre cette
doctrine, et qui, si elles ne la détruisent pas
entièrement, la réduisent à bien peu de
choses.

Je ne suis pas étonné au reste qu'elle ait joui
jusqu'ici d'une faveur extraordinairement
étendue. Beaucoup de circonstances semblent

se réunir pour elle. Mais, à mon sens, ce ne sont que de simples apparences qui, malheureusement, en imposent encore à trop de personnes. Dans tous les cas, les idées qu'on a eues jusqu'ici sur ce point sont extrêmement inexactes. Et les préoccupations exclusives de certains hommes de l'art pour ce qu'ils appellent l'*humeur* ou les *humeurs* sont vraiment étonnantes : à mon avis, il ne serait pas besoin d'autre preuve pour démontrer toute la profondeur de l'ignorance où l'on a été jusqu'à ces derniers temps en physiologie pathologique.

C'est pour moi une chose hors de tout doute que les altérations de la lymphe et du sang, ainsi que celles de la bile, de la salive, de l'urine, de la sueur, etc., ne sont absolument que le résultat des modifications qui surviennent aux solides avec lesquels ces fluides sont en rapport.

D'ailleurs la plupart du temps on ne peut acquérir que des notions très-imparfaites sur les altérations matérielles des fluides ainsi que sur celles des solides, soit avant soit après la mort. Cet examen est presque entièrement infructueux : il n'apprend à peu près rien concernant la nature de l'état maladif et moins encore par rapport au traitement qui lui convient. On s'est cru autorisé jusqu'ici à croire le contraire, et il en est résulté beaucoup plus d'erreurs que de vérités sur ces deux circonstances. J'admire la constance avec laquelle la plupart des médecins considèrent les excrétions de leurs malades. Ils seraient bien embarrassés, je crois, s'ils étaient obligés de dire ce que leur apprend l'inspection journalière de l'urine, par exemple. J'en vois tous les jours qui reconnaissent le caractère *louable* dans la *matière* jusqu'aux derniers instans de l'existence des malades, et qui s'en laissent ainsi imposer par les apparences les plus vaines, et cela dans des circonstances souvent les plus impérieuses.

EXPÉRIENCES

SUR LES ANIMAUX VIVANS.

On a pensé qu'il y a trop peu de rapports entre l'homme et les animaux, et c'est à cette circonstance que quelques-uns croient qu'est dû le peu de fruit qui a été retiré jusqu'ici des expériences dirigées sur les derniers, pendant qu'ils sont encore en vie. Cette idée ne prouve-t-elle pas autant que tout le reste combien on est éloigné de connaître la nature du mécanisme vital et celle de la cause qui lui donne l'impulsion ? en effet, si l'on était un peu plus instruit sur cette matière, on sentirait qu'il n'y a rien de plus réel que l'identité des principaux mouvemens vitaux qui animent tous les pre-

miers êtres du règne animal. S'il existe
des différences, n'est-il pas évident que ce
n'est pas sur les élémens mêmes de la vie
qu'elles frappent, et qu'elles ne sont relatives
qu'à l'arrangement de la matière ou à l'organisation ? ainsi, n'est-ce pas exclusivement
à la disposition anatomique du cerveau dans
les différentes classes d'animaux que sont
subordonnées les facultés intellectuelles ?
mais ce ne sont que des effets que cette organisation modifie ; ce ne sont que des résultats extérieurs, isolés et partiels, et non
la base ou la cause générale à laquelle ils
se rattachent et qui est évidemment la même
pour tous les phénomènes qui se passent
dans les animaux. Je peux dire même ici
qu'elle s'étend à tous les phénomènes de la
nature, et que c'est elle qui lie les trois règnes
entr'eux.

D'ailleurs je crois avoir déjà observé que
les différences matérielles ou visibles des
corps, méritent moins d'attention qu'on a
coutume de leur en accorder en physiologie. C'est plus à la base même du mécanisme
vital qu'il faut s'attacher qu'à ses résultats.
C'est d'ailleurs de ce point de vue que jail-
lit des aperçus plus étendus et plus profonds
pour la pathologie.

CAS DANS LESQUELS L'ENCHAÎNEMENT DE TOUTES NOS PARTIES SE MONTRE PRESQUE A DÉCOUVERT.

Il est une considération d'une très-grande importance qui me semble avoir échappé à tous les physiologistes ; du moins si l'on s'y est quelquefois arrêté, on n'en a pas senti les conséquences, particulièrement pour ce qui concerne les expériences sur les animaux vivans.

Tel est, dans les animaux, la nature des parties qui forment la base du mécanisme vital, ou qui en sont les principaux ressorts, qu'il suffit d'en ébranler une un peu fortement pour ébranler toutes les autres. Cette vérité peut être étayée sur des documens si nombreux, si solides et si faciles à saisir, que je ne peux cesser de m'étonner qu'elle n'ait pas plutôt mis fin à ces mille et mille dissertations qui n'ont pour but que de prouver tout le contraire de ce qui existe, c'est-à-dire, l'isolément de tous nos organes et de tous les phénomènes de l'existence.

Si l'ensemble et l'enchaînement des mouvemens vitaux qui se passent au-dedans de nous ne sont pas appréciables pour nos sens dans les circonstances les plus ordinaires de la vie, dans l'état d'un calme parfait, c'est

par l'effet de l'habitude qui résulte de l'exercice continuel de ces mouvemens, et de l'u-
niformité qui préside à cet exercice. Nos
sens, liés eux-mêmes au tourbillon général
de la vie, ne peuvent saisir que les points les
plus superficiels et les plus saillans de ce mécanisme intérieur. C'est ainsi que les phénomènes de notre organisation nous semblent
entièrement détachés les uns des autres ; les
plus visibles sont séparés de ceux qui le sont
moins ou qui ne le sont pas du tout ; tout
nous paraît être dans l'isolément le plus
complet, pendant que tout au contraire est
lié à une seule et même base, que tout reçoit
l'impulsion d'un seul et même levier.

Mais combien n'y a-t-il pas de circonstances
qui, à la faveur d'une secousse insolite qui
fait sortir les principaux ressorts du mécanisme vital de leur équilibre accoutumé, per-
mettent d'apercevoir l'erreur dans laquelle
nous jettent nos sens sur ce point ? ces
circonstances se présentent soit dans l'état
de santé, soit dans celui de maladie.
1.º Lorsqu'une ou plusieurs parties du corps
entrent extraordinairement en action, ou
lorsqu'une fonction déjà en exercice vient à
s'exalter plus que de coutume : la secousse
générale est dans ces cas d'autant plus forte
que le réveil de la fonction ou sa simple

exaltation s'opère d'une manière plus vive et plus prompte; 2.º lorsqu'un ou plusieurs points de la vitalité sont mis dans un état d'exaltation maladive par une cause quelconque. Ici l'ébranlement général est d'autant plus prononcé et plus violent que l'état maladif se développe avec plus de rapidité. Je répète ici ce que j'ai déjà dit ailleurs, que c'est plutôt au degré de vitesse suivant lequel s'opère ce développement que se mesure l'intensité du trouble général, qu'au degré des accidens locaux qui est très-illusoire, malgré l'opinion où l'on est du contraire. Souvent ces derniers ne sont rien ou presque rien, tandis que les accidens généraux sont on ne peut plus prononcés et *vice-versâ*.

FIÈVRE DE LA DIGESTION.

Plusieurs fonctions de l'économie sont sujettes à l'intermittence d'action. Quelques-unes s'exercent périodiquement, pour ainsi dire, depuis la naissance jusqu'au terme de l'existence : tels sont la digestion et les divers actes qui s'y rattachent. Il faut observer que chez les enfans la digestion stomacale est moins souvent interrompue que chez les individus avancés en âge. Les enfans mangent presque à tous momens, aussi la secousse générale qui suit ordinairement l'action de l'estomac doit elle être moins marquée, et l'est en effet moins chez eux que chez les personnes dont les repas sont éloignés et réglés.

Mais lorsque les habitudes et les occupations de la vie sociale ont une fois forcé l'homme à borner le nombre de ses repas, à les éloigner les uns des autres, l'acte de la digestion stomacale devient, pour ainsi dire, une fonction insolite, et il ne peut s'exercer sans occasionner une secousse plus ou moins forte dans tout le mécanisme vital. Je dis que la secousse est générale : en effet, les pulsations du pouls, la respiration, les sécrétions, la chaleur générale, la locomotion, les facultés intellectuelles elles-mêmes sont sensiblement modifiées pendant le travail de la digestion stomacale. Cela est surtout manifeste après un repas plus copieux qu'à l'ordinaire. Depuis les expériences de Sanctorius, on sait aussi que la transpiration cutannée est changée après qu'on a pris des alimens. Maintenant je demande si ce n'est pas assez de ces phénomènes sensibles pour faire croire à une modification générale, à un changement quelconque qui s'étend à tout le système vital ? si quelques points de la vitalité ne nous paraissent pas participer à ce nouvel état, n'est-ce pas parce qu'ils sont trop obscurs d'eux-mêmes ou qu'ils sont entièrement soustraits à l'action de nos sens ? je ne m'étonne plus si on a donné une extension si grande au faux système des sympathies ; c'est qu'on laisse de côté tous les phénomènes obscurs ou qui ne sont pas accessibles à nos sens et qu'on ne s'arrête qu'à ceux qui sautent aux yeux. Aussi, que de sympathies dans tous les sens ! l'estomac sympathise avec le cœur, avec le cerveau, avec le foie, avec les poumons, avec la matrice, avec les reins, avec la peau, etc. Il est bien vrai qu'il y a correspondance entre tous ces points et l'estomac, mais il est vrai aussi que cette correspondance s'étend à tous les organes que nous ne voyons pas comme à ceux que nous voyons. Je suppose un instant que tous les organes de l'économie, autres que l'estomac, fussent conformés comme le cœur, eh bien, on les verrait comme lui, s'altérer dans leurs mouvemens pendant la digestion, comme dans tous les autres actes intermittens dont je parlerai bientôt.

Or, c'est donc une correspondance générale et non sympathique qui existe entre les diverses parties de l'économie. L'expression de sympathie appliquée à la physiologie

des organes est donc extrêmement impropre.
Toutes les prétendues correspondances particulières d'organes à organes, ne sont autre
chose que des points plus saillans et plus sensibles d'une modification générale survenue
dans tout le système vital. Ceci est vrai toutes les fois que cette prétendue sympathie se
prononce sensiblement entre deux ou plusieurs organes ; et s'il y a des cas qui semblent faire exceptions et s'accorder difficilement avec ce dogme physiologique , c'est
seulement en apparence et non en réalité.
J'en ai examiné un assez grand nombre
pour ne pas craindre d'énoncer cette opinion.

Cette secousse générale, qui n'est autre
chose qu'un ébranlement de toute l'atmosphère nerveuse, ainsi que je le dirai bientôt,
constitue ce qu'on appelle, en médecine, la
fièvre. Elle se fait sentir moins fréquemment
dans l'état de santé que dans l'état de maladie,
et l'on est accoutumé à la considérer plutôt
comme un phénomène pathologique que
comme un phénomène naturel. Cependant,
comme on l'observe très-ordinairement dans
la digestion stomacale, cela a fait dire à des
médecins que la fièvre était nécessaire à l'e-
xercice de cette fonction. Ils auraient dit une
chose beaucoup plus juste et plus vraie, s'ils
avaient avancé que la fièvre est un phéno-

mène inséparable de la digestion, à cause de l'intermittence d'action à laquelle cette fonction est soumise.

Quoique je pense que cette espèce d'excitation générale, périodiquement renouvelée, soit favorable à l'exécution du mécanisme vital tout entier, surtout quand elle est modérée par de sobres repas, je ne vois pas qu'elle soit absolument nécessaire à rien ; et je crois qu'il conviendrait plutôt de l'éviter autant que possible en mangeant souvent et peu à la fois, au lieu de manger rarement et abondamment, comme nous sommes obligés de faire par les habitudes de la vie sociale. Tout ce qui excite trop fortement les ressorts de notre existence les use : et il arrive trop souvent que la fièvre de la digestion est portée à un tel degré d'intensité qu'elle est une véritable maladie.

Cette fièvre est surtout très-prononcée lorsqu'on a pris un peu abondamment des liqueurs spiritueuses. Elle est portée au dernier degré, si on en a fait excès. A cet égard, on dit ordinairement que l'action du liquide porte sur le cerveau par la sympathie qui existe entre cet organe et l'estomac, et que c'est par suite de l'engourdissement de celui-là que d'autres parties se montrent affectées. Je crois bien que l'affection du cerveau influe sur tous les autres symptômes; mais ce que je crois aussi, c'est que toutes les parties répondent d'abord directement à l'affection de l'estomac, comme on pense que le cerveau fait. Si cet organe occupe la première place dans le tableau du mal, c'est qu'il jouit d'une vitalité bien plus étendue que les autres. Ainsi, l'action des liqueurs spiritueuses sur l'économie, est une action générale et non une action sympathique, comme on le croit. Elle porte directement sur toutes les parties, sur les petites comme sur les grandes, sur les tissus comme sur les organes plus compliqués.

FIÈVRE DE LA MENSTRUATION.

Après la digestion, viennent la menstruation et la gestation, comme fonctions soumises à l'intermittence d'action.

La première, comme je l'ai déjà dit, n'est autre chose que le résultat des derniers efforts de l'action spontanée de la matrice dans son état de vacuité. Quoique continue depuis l'époque de la puberté jusqu'à l'âge critique, cette action est soumise à des périodes à peu près régulières d'exaltation et d'abaissement. C'est dans le moment de sa plus grande exaltation que le sang coule à

travers les pores de la membrane muqueuse
et qu'il flue au-dehors. C'est aussi dans ce
moment , qui ne se présente que tous les
mois , qu'on voit se manifester des symptômes d'affection générale que tout le monde
connaît et que je n'ai pas besoin de rappeler
ici. Ils ont du reste beaucoup de rapports
avec ceux de la digestion , et surtout d'une
digestion laborieuse. Ils constituent souvent
une véritable maladie.

Mais ceci est principalement remarquable
lorsque la matrice entre pour la première
fois en action à l'époque de la puberté , lorsqu'elle s'annonce pour être disposée à l'inc u-
bation du germe reproducteur. Cette époque
de la vie des femmes les soumet à de grandes
épreuves. Leur vitalité toute entière est fortement et souvent dangereusement ébranlée.

Quelquefois , à travers cette révolution,
générale , il se manifeste des symptômes locaux et partiels qui sont plus apparens que
les autres. On a coutume de les appeler
nerveux et sympathiques, comme si l'affection
toute entière et les phénomènes qui en dérivent n'étaient pas nerveux eux-mêmes ; comme si tout état maladif ne mettait pas les
nerfs en mouvement. D'ailleurs ces symptômes isolés dont je parle ne méritent pas ordinairement plus d'attention que le reste du

tableau de la maladie. C'est en traitant la base de l'affection, qu'on traite plus avantageusement toutes les particularités qui s'y rattachent. Ces phénomènes, dits sympathiques, ne sont plus aperçus que les autres que parce qu'ils se passent sur des organes très-étendus, et d'une structure très-mobile. Sur ce point, comme presque sur tous les autres, on n'a encore fait jusqu'ici qu'une médecine des symptômes. Jamais personne n'a vu le véritable état des choses.

FIÈVRE DE LA GESTATION.

Enfin, lorsque la gestation commence véritablement, l'action de la matrice prend un nouvel essort, elle acquiert quelques degrés d'intensité par la présence du germe, son excitant naturel. Or, ce phénomène local et insolite produit une secousse générale bien sensible, et l'on voit souvent la vitalité de la femme nouvellement enceinte se changer de tout en tout. C'est, pour ainsi dire, une autre existence que celle dont elle jouissait auparavant. Il est certain que la plupart du temps on peut remarquer un grand nombre de modifications, tant générales que locales. Peu à peu, soit que l'action de la matrice devienne plus calme, soit que l'économie

entière s'habitue à ce nouvel état, les symptômes, surtout les locaux, perdent de leur
intensité. Le calme général se rétablirait très-
promptement si l'action de la matrice ne
continuait à s'étendre, à s'exalter de plus en
plus jusqu'au terme de l'enfantement.

FIÈVRE DE L'ENFANTEMENT.

Il paraît que pour cette dernière opération, l'action de la matrice change de caractère. Ce n'est plus un épanouissement
progressif de son tissu, c'est au contraire un
resserrement, une contraction de la part de
ses fibres qui, après être parvenues à leur
dernier degré d'épaississement et d'alonge-
ment, reviennent sur elle-mêmes pour expulser le fœtus. Or, comme ce nouveau jeu
s'exécute d'une manière vive et rapide, il ne
peut avoir lieu sans communiquer un ébranlement plus ou moins fort à toute l'atmosphère vitale. On s'en aperçoit facilement aux
modifications générales et locales qui surviennent chez la femme qui est dans les douleurs de l'enfantement.

Je peux observer ici que c'est aussi parce
que les contractions de la matrice sont vives,
rapides et insolites, qu'elles s'accompagnent
de douleurs. Ce phénomène de la douleur

est inséparable de toute espèce d'exaltation vitale qui s'opère rapidement et d'une manière insolite ; et cela, sans qu'il soit besoin d'aucune espèce de lésion organique ou matérielle. La matrice, dans le travail du part, n'est certainement pas en état de désorganisation. Ceci peut s'appliquer à une infinité de cas maladifs. Le plus ordinairement il n'y a de la douleur que parce que l'affection se développe en peu d'instans. Quand, au contraire, ce développement est lent, il n'y a pas ou presque pas de douleurs ; et cependant les lésions matérielles sont quelquefois très-graves dans ce dernier cas, tandis que souvent, dans l'autre, il n'y en a aucune trace.

Pour que l'enfantement ne fût pas suivi de coliques, ou du moins pour qu'elles ne fussent que peu prononcées, il faudrait que ce travail mît beaucoup plus de temps à s'exécuter qu'il n'en met ; qu'au lieu, par exemple, d'un certain nombre d'heures, il employât plusieurs semaines. La secousse générale en serait aussi beaucoup moins forte. Ainsi, ce sont donc, non-seulement les phénomènes généraux, mais encore les locaux qui se trouvent fortement modifiés par la manière lente ou rapide suivant laquelle s'opère toute espèce d'exaltation insolite d'un ou de plusieurs points de la vitalité.

L'on voit, d'un autre côté, que si ces phénomènes accompagnent l'action de la matrice
ou de l'estomac, ce n'est pas parce que ces
organes sont doués , comme on le dit, de
génies ou d'instincts particuliers; c'est tout
simplement parce que leurs fonctions ne s'e-
xécutent que par intervalles, parce qu'elles
sont soumises à un exercice intermittent.

FIÈVRE DU RÉVEIL.

Le sommeil paraît être le résultat de la
suspension momentanée de tous les actes de
la vie de relation, de presque toutes les fonctions organiques de l'appareil cérébral. Je
ne voudrais pas dire ici ce que je pense d'une
principale cause à laquelle j'attribue ce phénomène pendant la nuit. Je rappellerai seulement que l'exercice de l'appareil cérébral
a besoin d'excitations fortes et durables pour
se soutenir dans toute sa force. J'ai quelques
autres raisons de conclure de là que nous
sommes habituellement plongés dans une atmosphère excitante dont l'action est moins
grande la nuit que le jour. Cette atmosphère,
dont je ne désigne pas ici la nature, et qui,
au reste, tombe sous nos sens, est , en effet,
beaucoup plus visible le jour que la nuit.
D'ailleurs le passage de l'état de veille à

celui du sommeil paraît avoir une autre cause. L'exercice de la vie, et principalement l'action organique de l'appareil cérébral dépense une somme considérable de principe moteur ; d'où il résulterait probablement que, si cet exercice n'était pas interrompu par intervalles, les nerfs et surtout les cérébraux s'épuiseraient totalement, ce qui amènerait la cessation de la vie elle-même.

Si l'on voulait supposer que ces deux causes existassent réellement dans la nature, comme je n'en fais moi-même aucun doute, ne concevrait-t-on pas bien que leur concours simultané serait très-propre à produire le sommeil ? d'un côté, affaiblissement de la cause excitante, et de l'autre affaiblissement de l'action vitale elle-même par suite de son propre exercice ; il est bien naturel que la conséquence soit la suspension momentanée d'une partie du mécanisme vital ; surtout de cette partie qui comprend l'ensemble des fonctions de relation, et qui n'est pas indispensable à l'exercice de la vie générale.

Mais j'abandonne cette question pour revenir à ma première idée qui est d'exposer les cas où il s'établit naturellement une secousse générale de la vitalité ou ce qu'on appelle l'état de fièvre. J'ai dit que cela s'observe dans l'exercice de toutes les fonctions intermittentes , et j'en étais arrivé à l'examen des fonctions de relation.

Or , observez ce qui se passe lorsque ces actes reprennent leur exercice au sortir du sommeil , lorsqu'on ouvre les yeux à la lumière. Vous trouverez le pouls très-sensiblement agité. Ceci n'est pas pourtant très-remarquable dans le réveil ordinaire, parce qu'il s'opère peu à peu et graduellement ; mais c'est dans un réveil brusque ou en sursaut qu'il est facile de faire cette observation. Les mouvemens du cœur sont fortement élevés, et l'on sait qu'il suffit de ce point d'affection pour faire croire à l'affection de tout le système vital , du moins suivant les principes que je professe.

Il arrive assez souvent qu'on dort dans le milieu du jour ; c'est dans un pareil cas que j'ai fait sur moi-même l'observation du phénomène dont il est question. Je me réveille bien rarement à la suite d'un sommeil de jour , sans me sentir, pendant quelques instans , dans une agitation générale bien marquée. Je pense que c'est pour deux raisons que cette circonstance est plus prononcée dans ce dernier cas que dans le premier. D'abord , on prend moins de précautions pendant le jour pour se garantir de l'action de la lumière. Aussitôt que les yeux s'ou-

vrent, elle les frappe avec toute sa force.
Ensuite, c'est souvent pendant le travail de
la digestion qu'on se livre au sommeil le
jour. Cela doit nécessairement rendre plus
irritable qu'on ne l'est le matin à jeun.

Dans l'état maladif, on est irrité et très-
irritable. Eh bien, si un malade parvient à
s'endormir, son réveil sera extrêmement
agité. C'est une observation que j'ai eu occasion de faire mainte et mainte fois. Aussi
pour connaître le véritable état du pouls
chez un malade, il ne faut pas le toucher au
moment du réveil. Ceci doit d'ailleurs varier
suivant les cas. C'est en général très-prononcé dans les variétés aiguës de l'état maladif.

D'ailleurs cette secousse générale est ordinairement de peu de durée à la suite du
réveil des fonctions de relation, les organes
s'habituent facilement à l'action des excitans qui les met journellement en jeu.

FIÈVRE QUI ACCOMPAGNE L'EXERCICE FORCÉ DES MUSCLES DE LA LOCOMOTION.

Ce phénomène s'observe aussi à la suite
d'un exercice forcé et insolite des muscles
de la locomotion. Je crois avoir déjà dit
quelque part que l'agitation qui accompagne cette espèce d'exercice, n'est pas un
simple phénomène mécanique, résultant

de la pression des vaisseaux par les contractions répétées des muscles, comme on
le croit. C'est aussi un acte éminemment
vital, qui ne porte pas seulement sur le
système circulatoire sanguin, mais bien encore sur les deux principaux foyers de
de la vie, les deux appareils nerveux.

Enfin, le chant, la déclamation, le feu
poétique de la composition, tous phénomènes insolites ou intermittens, s'accompagnent
d'une véritable fièvre. Ai-je besoin de parler
des passions vives et de leurs effets ? tout le
monde ne les connaît-il pas ?

Telles sont les principales circonstances
naturelles où se manifeste l'harmonie ou
l'ensemble qui existe entre toutes nos parties. Ne suffisent-elles pas pour démontrer
l'existence d'un centre commun de vitalité
auquel se lient étroitement, ou plutôt d'où
dépendent toutes les vitalités particulières ?

FIÈVRE DE L'ÉTAT MALADIF.

Mais il est tant d'autres cas où cet accord
de toutes nos parties, ce *consensus* d'action
et d'affection se montre, pour ainsi dire, à
découvert ! nous venons d'examiner ce qui
se passe dans l'état naturel où la secousse
nerveuse est en général de peu de durée.
Mais lorsqu'une impulsion étrangère a fait

perdre aux ressorts de la vie leur équilibre
naturel, la secousse générale est plus profonde, plus durable, et par conséquent plus
visible. Les phénomènes y sont souvent très-
prononcés, et je ne conçois pas qu'on puisse
se refuser à reconnaître une affection générale dans le plus grand nombre des cas. Je
suis porté à croire qu'il suffit d'appeler l'attention des médecins sur ce point pour leur
faire partager cette manière de voir. Je
suis certain que s'ils veulent se donner la
peine d'examiner un individu affecté d'une
maladie aiguë un peu intense, d'une inflammation interne, par exemple, ou de la fièvre
dite adynamique ou putride, ils sentiront
aussi bien que moi qu'on ne peut pas dire
qu'aucune partie de cet individu soit dans
un état absolument naturel. Je trouve que
c'est une vérité presque palpable dans tous
les cas de maladies aiguës un peu violentes.

'Que la base de l'état maladif soit interne
et s'étende à toute la sphère ganglionnaire,
ou bien qu'elle soit externe et limitée à une
seule partie, le trouble qui l'accompagne
n'en est pas moins général. La fièvre suit
aussi bien un phlegmon, que ce qu'on appelle faussement une pleurésie ou une gastrite.

Ainsi, il suffit donc, comme je l'ai dit au

(198)

commencement de cet article, qu'une partie du système ou du mécanisme vital soit. ébranlée ou troublée d'une manière un peu forte pour que tout le reste le soit aussi.

Appliquons maintenant ces réflexions aux expériences dirigées sur les animaux vivans. Qu'arrive-t-il lorsqu'on soumet un animal à ce genre de supplice ? Sa vitalité toute entière se trouble profondément ; un affreux désordre s'empare de tout son être. C'est grandement s'abuser que de croire pouvoir y découvrir ensuite des phénomènes naturels, des actes tels qu'ils se passent dans l'état de calme. La frayeur que lui causent les préparatifs de l'opération , puis les mutilations et les douleurs ont presque anéanti toutes les facultés vitales bien long-temps avant que le scalpel soit arrivé jusqu'à l'organe qu'on se propose d'étudier.

C'est encore le système nerveux qui joue le plus grand rôle dans cette circonstance. Après que son action a été exaltée au dernier degré par les premières impressions, elle s'épuise et tombe dans un anéantissement presque complet , surtout, pour ce qui concerne l'action de l'appareil cérébral, qui est d'autant plus susceptible de s'épuiser promptement , qu'elle est très-disposée à s'exalter.

D'ailleurs, ce qui reste de l'influence des deux appareils est dans un violent état de trouble et d'altération.

Après cela, comment veut-on pouvoir apprécier toute l'importance de l'atmosphère nerveuse, étudier son véritable mécanisme ? les organes ne reçoivent plus ou presque plus son influence, et ne paraissent plus tenir à ce centre commun de vie. Chacun d'eux ne conserve que la portion de principe vital dont son tissu est imprégné sans en recevoir de nouvelles. C'est ainsi que tout paraît dans l'isolément ; que chaque partie semble avoir une sphère particulière de vitalité. Les organes dont la substance renferme une plus grande partie de principe moteur, donnent des signes de vie plus long-temps que les autres ; mais ils ne tardent pas à mourir à leur tour lorsque toute communication est interrompue entr'eux et le réservoir général, ou lorsque celui-ci est entièrement épuisé.

Ainsi, se sont à mon avis, les vivisections, qui ont le plus contribué à faire méconnaître l'influence nerveuse ; c'est-à-dire, à éloigner les vérités les plus importantes de la physiologie et de la médecine. Ce sont elles, qui ont empêché d'apercevoir l'atmosphère vitale, formée par les nerfs pour créer la physiologie toute matérielle et locale des tissus, des prétendues propriétés de l'organisation ; ce sont elles enfin, à qui on doit la doctrine hallérienne, étendue par Bichat, et l'abandon des saines idées qu'on avait sur le principe de vie et les nerfs avant l'apparition de cette fausse doctrine.

Après avoir remarqué que la plupart de nos organes exécutent des mouvemens lorsqu'ils sont mis en contact avec quelque corps étranger, on a inventé le mot *irritabilité* dont on a fait une puissance ou faculté inhérente à la matière vivante, et c'est à la faveur de cette prétendue force vitale qu'on a cru pouvoir tout expliquer. L'action nerveuse et celle du principe vital, qui avaient fixé l'attention de bien des auteurs, n'ont plus eu dans l'histoire de la vie qu'une place extrêmement bornée. Les nerfs ont été à peu près mis au rang des autres tissus de l'organisation, et on les a étudiés de la même manière qu'eux.

Je me rappelle que dans les premières années de mes études, et lorsque j'étais tout préoccupé de la physiologie de Bichat, mes congénères et moi nous nous moquions des médecins qui avaient souvent à la bouche le mot de nerfs. Il s'est opéré sur ce point une bien grande révolution dans mon esprit, comme on a déjà pu s'en convaincre.

Par suite de cette doctrine de l'irritabilité, on a dû supposer que toutes nos parties n'agissent qu'en vertu d'une irritation ou de la présence d'un corps irritant. De là toutes les fausses conséquences qu'on a tirées sur la prétendue action irritante des fluides sur les solides, erreurs qui ont eu les plus fâcheux résultats, tant en pathologie qu'en physiologie, et dont la funeste influence est encore, j'ose le dire, presque dans toute sa force.

Il est bien des phénomènes qu'on ne peut faire accorder avec cette doctrine étroite de l'irritabilité. Il est bien des actes spontanés qu'on ne peut rapporter à l'action des irritans ; alors on est obligé de recourir à la doctrine des génies, des instincts particuliers qu'on suppose à quelques organes.

D'ailleurs il est des organes dont l'action est trop évidemment liée à l'influence nerveuse pour qu'on n'ait jamais pu en douter : mais comme ils conservent la faculté de s'irriter après qu'on a anéanti cette influence, par le moyen des expériences, et même après les avoir séparés tout-à-fait de leurs nerfs, on a conclu de là que cette influence se bornait

tout simplement à établir communication entre ces organes et le cerveau.

Enfin la doctrine hallérienne ne peut
s'appliquer qu'à la manière d'être des solides et non à celle des fluides, qui, dit-on,
forment environ les neuf dixièmes du corps.
Supposons que les solides agissent en vertu
de leur irritabilité, mais alors quelle est la
puissance qui anime les fluides ? quel rapport y a-t-il entre leur vitalité et celle des
solides ? observons que pour admettre que
ce sont les fluides qui déterminent l'action
de ces derniers, il faudrait supposer qu'ils
fussent mus eux-mêmes par une puissance
autre sans doute que l'irritabilité des solides. Mais j'ai déjà dit jusqu'à quel point l'action des solides est indépendante de l'abord
des fluides qui les pénètre. Ainsi, je peux
donc conclure que la doctrine d'Haller est
non-seulement fausse, mais encore qu'elle est
très-rétrécie et très-superficielle.

Les modifications que lui a fait subir Bichat
l'altèrent plutôt qu'elles ne l'améliorent. L'i-
dée de deux puissances vitales seulement
pour tous nos organes, l'irritabilité et la
sensibilité, est plus rapprochée de la vérité
que la série de propriétés établie par ce
physiologiste.

C'est à l'union intime qui existe entre les

deux appareils nerveux et toutes les parties dont ils se composent, qu'il faut attribuer cet ensemble et surtout cette harmonie parfaite d'affection qu'on remarque entre tous nos organes. Un seul rameau nerveux ne peut être irrité un peu violemment sans que toute l'atmosphère nerveuse en soit plus ou moins ébranlée. Je ne dis pas que ce soit là un effet électrique ni galvanique; mais ce que je peux dire, c'est que ce sont deux choses qu'on peut très-bien comparer sous ce rapport, c'est-à-dire, sous le rapport de la vitesse avec laquelle toutes les parties d'un même appareil sont affectées. L'ébranlement général est instantané dans le phénomène vital comme dans le physique.

Il est bien des cas où cette secousse est sensible, mais il en est bien aussi où elle est si légère, que nous ne pouvons nous en apercevoir. Mais comment pourrions-nous saisir toutes les nuances de cette secousse insolite, puisque c'est même à notre insu que s'exerce continuellement sur l'organisation une énorme somme d'influence nerveuse? il faut un degré d'impulsion extraordinaire assez élevé pour la rendre sensible; et je crois qu'elle est mise en jeu dans bien des cas qui échappent à nos sens, et qu'il suffit d'une cause très-légère pour la déterminer.

Je conçois à peine qu'on ait pu obtenir quelques résultats sur l'influence nerveuse à la suite de ces énormes mutilations qu'on fait subir aux animaux ; de ces manœuvres qui détruisent la source principale de la vie, qui en épuisent tous les conduits. Apparemment que cet épuisement ne s'opère pas tout-à-fait subitement, et que les nerfs conservent pendant quelques instans même après la mort une certaine portion de principe vital.

Veut-on cependant éprouver, par les expériences sur les animaux vivans, l'influence des nerfs sur tous les organes, il faut y apporter quelques ménagemens. Il ne faut pas briser l'arc avant de l'essayer. Observez seulement ce qui se passe dans l'animal, lorsqu'il se sent garotté. La frayeur seule met tous les organes en mouvement. Il se contracte fortement, son cœur palpite, sa respiration devient convulsive ; souvent il est pris de dévoiement ; il urine, il bave, ses yeux se mouillent de larmes, sa peau se couvre de sueurs, etc. Combien d'autres altérations d'ailleurs que nous n'apercevons pas !

Ce n'est là que le prélude du trouble qui s'empare de tous ses organes. Ce sont les premiers degrés de l'exaltation de la puissance nerveuse. Et quand l'action de l'instrument tranchant se fait sentir, cette exaltation ne tarde pas à parvenir à son dernier période et à faire place à un épuisement général. C'est même là ce qui arrive souvent chez l'homme à la suite d'une vive frayeur. Après que tout le système vital a été excité au dernier degré, on le voit tomber et s'évanouir. Si l'animal ne s'évanouit pas avant de mourir, par suite des tortures auxquelles on le soumet, c'est que l'instrument scrutateur ne lui laisse aucun relâche et qu'il poursuit jusqu'à fin les restes de sa vie. Mais il est visible qu'il arrive promptement le moment où l'animal cesse de faire aucun effort pour s'échapper, de donner aucun signe qui annonce une force générale. On ne remarque plus que des mouvemens partiels. Enfin, quand tout le système nerveux est entièrement épuisé, ce ne sont plus que des mouvemens locaux et obscurs; des mouvemens bornés au seul organe qu'on cherche à irriter.

A quoi peut-on attribuer, si non à l'appareil des nerfs, cet accord d'affection, cet ensemble de mouvemens désordonnés qui suit les apprêts des vivisections et les premières atteintes de l'instrument ? il me semble que ces préliminaires suffisent pour démontrer l'influence de ces organes au moins sur le plus grand nombre des parties du corps et qu'il n'est pas nécessaire d'aller plus loin pour acquérir la preuve de cette vérité. Il ne peut y avoir que les fausses idées ou les faux systèmes qui ont dominé jusqu'ici qui empêchent d'apercevoir une chose si simple et si palpable.

Je n'ai jamais fait moi-même que trois ou quatre tentatives sur les animaux vivans, et cela dans un temps où je n'étais pas encore fixé sur le caractère de ce genre d'expériences. Il n'en a pas fallu davantage pour me convaincre de la nature de l'obstacle apporté à mes efforts. J'ai pu comprendre que je ne pouvais obtenir aucune notion exacte sur le plus ou le moins de sensibilité de nos parties, au milieu du profond désordre qu'il fallait occasionner dans tout le système nerveux, pour frayer un passage aux instrumens expérimentateurs.

D'ailleurs j'ai reconnu plus tard que cette faculté de nos organes, d'être impressionnés par l'action d'un autre corps, n'est point une puissance vitale inhérente à l'organisation, dans le sens qu'on y a attaché depuis Haller. J'ai déjà dit que la plupart de nos parties, et particulièrement les nerfs et tous les petits vaisseaux, qui sont le véritable fondement de l'existence, agissent indépendamment d'aucune espèce d'impression étran-

gère, et qu'ils ont en eux un principe actif
qui leur donne l'impulsion. J'ai observé aussi
que la présence des fluides ne fait que soutenir cette action spontanée des solides, et
qu'elle ne la détermine pas, au moins, dans
l'état ordinaire de la vie.

Après avoir reconnu que ce principe dont
je viens de parler, paraissait émaner principalement des nerfs et qu'il était le même
pour toutes nos parties, je m'étais d'abord
imaginé qu'il devait être sensible par lui-
même et dans tous les lieux qu'il occupe. En
conséquence, j'aurais voulu pouvoir trouver
des signes de sensibilité jusques dans les fluides mêmes. C'est pourquoi je me livrai à
quelques essais sur les animaux vivans. Mais
je ne tardai pas à m'apercevoir de mon erreur en reconnaissant que ce principe existe
dans tous les corps de la nature, jusques dans
ceux même qu'on ne considère pas comme
ayant vie ; et que les nerfs n'en sont, dans
les animaux, que les dépositaires et les principaux conducteurs.

D'ailleurs, ce n'est qu'à la faveur de l'appareil particulier que les nerfs et le cerveau
forment, qu'il se développe des sensations. Et pour qu'une partie soit réellement
sensible ou susceptible de sensibilité physique, il faut qu'elle reçoive des rameaux

nerveux ou qu'il s'en développe accidentel=
lement dans l'épaisseur de son tissu. Pour
cela, il est à peu près égal qu'elle en reçoive
de l'un et de l'autre appareil, parce que le
ganglionnaire est en communication avec le
cérébral, et qu'il transmet par-là, au cer=
veau, les impressions qu'il reçoit. Toutefois
cette transmission est bien moins facile et
moins prompte, comme on sait, que celle
qui a lieu entre le cerveau et les autres
parties qui sont liées à l'appareil cérébral
même.

Ainsi, je ne tardai pas à connaître que le
principe vital n'est pas sensible par lui-même,
et qu'il peut très-bien agir dans les corps
qui sont dépourvus de toute espèce de sensibilité, comme sont les fluides des animaux
et tous les autres corps de la nature qui
n'ont pas de nerfs. Je ne rapporte pas ici
toutes les observations et les réflexions qui
ont fixé mon esprit à cet égard ; mais je
crus, dans le temps, avoir assez de motifs
pour abandonner mes tentatives sur les animaux vivans, par rapport à cet objet, presque aussitôt après les avoir commencées.

Cependant, vers la même époque, je
m'imaginai encore pouvoir obtenir, par la
voie des vivisections, des résultats satisfai-
sans sur l'action nerveuse elle-même. Il me

vint une fois à l'idée de mettre à découvert les nerfs sparmatiques , pour savoir
si, en les irritant , je ne déterminerais pas
le phénomène de l'érection. Mais qu'un peu
de réflexions me fit voir de vide et de témérité dans cette entreprise !

En effet, dans l'état naturel , l'érection
ne s'exécute, en général , que dans un état
de santé parfaite ; elle suppose même une
surabondance de vie. La moindre atteinte à
l'économie lui porte obstacle. Le moral doit
être aussi tranquille que le physique ; on
sait que chez l'homme il suffit d'une simple
occupation de l'esprit par tout autres idées
que celles de l'érotisme , pour faire cesser
l'érection , quand elle a lieu. Enfin , pour
que ce phénomène s'accomplisse , pour qu'il
arrive à son but , qui est l'éjaculation , il
faut, pour ainsi dire , le concours de toutes
les facultés vitales. Je dirai plus tard que
cela tient à la manière d'être des différentes
parties qui composent les appareils nerveux,
à la dépendance mutuelle où elles sont les
unes des autres. On aurait tort de croire
que chacune d'elle a en elle-même, et indépendamment de l'ensemble auquel elle est
liée, assez de force pour l'exercice de l'organe auquel elle appartient.

D'après toutes ces considérations, on sen-

tira quel doit être le résultat des vivisections sur chaque phénomène de la vie en
particulier, et notamment sur celui de l'é-
rection, dont nous nous occupons en ce
moment. En effet, est-il possible de provoquer ce phénomène dans l'état de trouble et
d'agitation générale où l'expérience en question doit nécessairement plonger l'animal?
on ne fait que dénaturer toute son atmosphère nerveuse, si mobile et si fragile par
elle-même. On l'anéantit presque entièrement, et l'on voudrait ensuite lui faire exécuter ses actes accoutumés! on se trompe
fort si l'on croit pouvoir contraindre par la
violence la nature à se dévoiler : il semble,
au contraire, qu'elle se cache avec d'autant
plus de précautions qu'on la poursuit avec
plus d'acharnement. C'est vraiment ce qui
est arrivé jusqu'ici par l'imprudence des
tentatives qu'on a faites, par la témérité de
presque tous les moyens qu'on a mis en
usage. Mais ce sont particulièrement les vivisections qui, selon moi, portent ce caractère au plus haut degré.

On objectera, peut-être, pour ce qui concerne le phénomène de l'érection, qu'il a
lieu dans certaines variétés de l'état maladif
auxquelles je prétends, sans doute, que
prennent part tous les nerfs, ainsi que dans

presque toutes les autres variétés de cet état.
Il est sûr que, dans ce qu'on appelle le pria-
pisme ou le satiriasis, il règne une agitation
générale plus ou moins prononcée ; mais ce
n'est point un trouble aussi profond que celui qu'occasionne l'action de disséquer un
nerf et ensuite de l'irriter, de le pincer ou
de le piquer. C'est une excitation générale
plus ou moins vive qui n'a rien de commun
avec la douleur et le spasme brusque et violent que cause l'action des instrumens tran-
chans.

D'ailleurs, ce n'est qu'après avoir ouvert
l'abdomen de l'animal et avoir fait différentes
autres recherches aussi infructueuses les unes
que les autres, que je m'avisai d'irriter les
nerfs spermatiques. C'est-à-dire, que, je ne
procédai à cette manœuvre, qu'après avoir
perverti et anéanti presque entièrement l'atmosphère nerveuse. Peut-être qu'avec beaucoup plus de précautions, on parviendrait
au but que je me proposais par les mêmes
moyens : mais j'en doute très-fort, et je n'ai
pas cru devoir porter plus loin mes tentatives. J'ai, du reste, assez d'autres raisons
pour ne pas douter de l'influence des nerfs
spermatiques sur le phénomène de l'érection.

L'INFLUENCE QUE LES ORGANES DE LA GÉNÉRA-
TION EXERCENT SUR L'ÉCONOMIE EST UNE
INFLUENCE GÉNÉRALE ET NON SYMPATHIQUE.

Par suite d'expériences sur les animaux
vivans et de quelques observations physiologiques, qui n'atteignent, comme tant d'autres, que la superficie des choses, il a été
attribué aux parties génitales de prétendues
sympathies particulières. Ainsi, les testicules
sympathisent avec le cervelet, avec le larynx, avec le menton, avec les muscles de la
locomotion, avec la peau, etc. Que de vide
il y a dans tous ces aperçus!

Les Crétins de la Suisse, qui ont la partie
postérieure du crâne très-développée, ont
aussi les parties génitales d'un volume extraordinaire, et sont très-adonnés au plaisir
de l'amour. On a conclu de là qu'il devait y
avoir un grand rapport entre ces deux circonstances, qu'elles se commandaient l'une
par l'autre, et que la dernière dépendait de
la première. Mais l'érotisme est-il le seul
phénomène remarquable chez les individus
en question? n'offrent-ils pas une foule
d'autres modifications physiques et morales,
et n'est-il pas évident que leur existence est
toute entière dans un état ano mal? ne s'ar-

rêter qu'aux deux premiers phénomènes, c'est ne voir encore ici que les points les plus saillans du tableau; c'est ne faire attention qu'à ce qu'il y a de plus grossier et de plus palpable. A mes yeux, il est hors de doute que le changement ne porte pas seulement sur quelques organes, mais bien sur la vitalité toute entière.

En 1821, on conduisit, à Paris, un enfant nommé Savin, de la ville de Montmorillon, âgé de 4 ans. Cet enfant vit toujours. Ses parties génitales offrent un développement rare, et c'est cette circonstance qui frappe le plus les yeux du vulgaire. Mais les médecins qui ont observé cet enfant, ont dû voir que cette particularité n'est pas la seule remarquable, et qu'il y a un accroissement parfaitement simultané de tous les organes en général. Le crâne est bien conformé, et l'occiput n'offre rien d'extraordinaire.

Comme je pense que l'atmosphère nerveuse est le fondement de l'existence, que c'est elle qui préside à l'organisation ainsi qu'à l'action de presque toutes nos parties, je considère la croissance prématurée de cet enfant, comme le résultat d'un développement extraordinaire de toute cette atmosphère. Diviser ce tableau, en rapporter les parties moins visibles à celles qui le sont

davantage , c'est tomber encore dans le so-
phisme *cum hoc ergò propter hoc* : espèce
d'erreur, au reste , qui se montre à chaque
page , dans tous les livres qui traitent de
physiologie et de médecine.

Chez un animal vivant, on mutile le cervelet , et cette opération entraîne la perte de
l'aptitude à l'acte de la copulation. Il faut
encore que je répète ici , ce que je disais il
y a peu de temps. C'est que toutes nos parties sont tellement liées entr'elles que cha-
qu'une d'elles, en particulier , concourt à
l'agrandissement de la vie générale; de sorte
que plus il y a d'organes en fonction, plus
cette dernière est étendue. Retranchez une
fonction, vous diminuez la vie générale , de
même que si vous diminuez celle-ci , vous
affaiblirez chaque fonction en particulier.
On peut diminuer la vie générale en con-
damnant au repos la plupart des fonctions
de relation. Or , on sait quelle conséquence
cela entraîne pour toutes les fonctions internes.

La part que prend chaque fonction à
l'agrandissement de la vie générale , est en
raison directe de son étendue et de son importance. Il est à croire que le cervelet joue
un rôle passablement grand dans la vie. Eh
bien, si vous détruisez cet organe, vous affai-

blissez nécessairement la vitalité générale de quelques degrés.

Maintenant, sur quelles fonctions doit surtout se faire sentir cet affaiblissement ? il est clair que ce doit être sur celles qui, comme l'acte de la génération, nécessitent pour leur exercice une forte somme d'influence nerveuse, qui ne s'exercent que par intervalles et qui ne sont pas indispensablement liées au mécanisme général de la vie. Il reste donc à l'animal, privé de cervelet, assez de force vitale pour exister, mais non assez pour se multiplier.

La même chose arrive chez l'homme affaibli par l'âge. La première fonction qui lui manque, c'est la faculté de se reproduire. Cela survient souvent même avant qu'on remarque d'autres signes bien sensibles de décrépitude. Enfin, le même effet est produit par les maladies et les excès de toute espèce qui affaiblissent, non pas tel ou tel organe en particulier, mais la vitalité toute entière. Dans tous ces cas, on ne s'est pas avisé de dire que l'affaiblissement des organes de la génération dépend de celui du cervelet. On n'est pas aveugle jusqu'à ce point.

Ces considérations peuvent s'appliquer aux effets de la castration sur les autres fonctions de l'économie. Quoiqu'elles ne soient pas in-

dispensables au mécanisme de la vie indivi-
duelle, qu'elles n'en sóient, pour ainsi dire,
qu'une annexe, les fonctions des testicules
exercent néanmoins une influence très-mar-
quée sur tout ce mécanisme : et il est tout
simple qu'il survienne un changement général, lorsqu'on les anéantit, principalement
si c'est dans l'âge où elles devraient avoir le
plus grand développement. Il est à croire
que cette modification serait bien moins sensible, si la castration avait lieu chez le vieil-
lard.

Ce qui frappe surtout dans un castra,
c'est le timbre de sa voix qui diffère beaucoup de celle d'un homme qui n'a pas souf-
fert de mutilation. C'est là ce qui a fait naître
l'idée d'une sympathie entre les testicules et le
larynx. C'est, dit-on, le résultat incontestable
de l'expérience : il n'y a pas à arguer contre.
On continuera d'en penser ce qu'on voudra;
mais à mes yeux, c'est une manière de voir
très-inexacte. En effet, il n'y a pas seulement relation des testicules avec le larynx,
mais bien avec tous les autres points du
corps. Les modifications que toute l'économie
éprouve ne sont pas partout aussi sensibles
que dans les organes de la voix, mais elles
ne sont pas pour cela moins réelles. Ne sont-
elles pas, au reste, visibles sur d'autres points,

sur les muscles de la locomotion qui perdent de leur force ; sur le tissu cellulaire
qui se charge de graisse ; sur la peau qui
devient plus douce et plus moelleuse ; enfin,
dans le moral et dans les habitudes de l'individu dont tout le monde connaît le caractère? d'après cela, comment ne voit-on pas
qu'il y a trop de puérilité à parler de sympathie entre le testicule et le larynx ?

Retranchez d'autres fonctions, qui, comme
celle de la génération , ne sont qu'ajoutées à
la vie générale et qui ne servent qu'à l'é-
tendre, telles que la locomotion et l'exercice
des sens, vous produirez aussi des modifications générales et non des sympathies :
elles n'auront peut-être pas le même caractère que celles qui sont le résultat de la
castration ; mais elles ne seront ni plus ni
moins générales qu'elles. Je dis qu'elles n'auront pas le même caractère que ces dernières.
Cependant , la voix d'un individu que l'on
condamne de longues années à un repos absolu, s'affaiblit et s'altère comme celle d'un castra.
Ce serait, peut-être , un autre moyen de le
rendre bon chanteur. Toutefois il se pré-
senterait deux difficultés très-difficiles à surmonter. Ou bien, on forcerait cet individu
à rester dans une continuelle inaction des
muscles de la locomotion et des sens , ou bien

l'on voudrait le rendre à ses premières habitudes. Or, dans le premier cas, l'action
musculaire et la vitalité toute entière s'altère-
raient trop profondément, à moins que l'action même du chant ne fût suffisante pour
s'opposer à cette altération, chose qu'il n'est
pas possible de décider; et dans le second ,
le larynx, comme tous les autres organes ,
reprendrait probablement son premier développement et son timbre naturel, surtout
si l'individu était encore jeune.

Jamais le système des sympathies n'a reçu
une extension si grande que depuis qu'on
s'est livré avec tant d'ardeur aux expériences sur les animaux vivans. Cela a dû être
ainsi. Les expérimentateurs n'ont pas connu
le terrein sur lequel ils se sont mis à instru-
menter avec tant de confiance. Ils n'ont pas
vu que le premier effet de leurs manoeu-
vres est de détruire le centre commun de
toutes les vitalités particulières, le foyer principal de l'existence, la puissance nerveuse.
Que reste-t-il à leur investigation après ce
bouleversement de l'atmosphère nerveuse?
je l'ai déjà dit, il ne reste plus que des phénomènes isolés et locaux qui semblent être
dépendans de la matière organisée.

Tout semble alors se rattacher à cette matière; et les physiologistes ont fini par prendre

le parti de l'étudier comme les physiciens ou les chimistes étudient la matière morte, c'est-à-dire, qu'ils ne l'ont plus considérée qu'en elle-même et indépendamment de son atmosphère vitale.

Les nerfs, au milieu du désordre et de la destruction, conservent pourtant encore quelques instans assez de force pour pouvoir donner des signes de leur influence lorsqu'on les irrite. Ces signes peuvent même se manifester dans quelque partie éloignée du point irrité, mais il n'y a plus aucun mouvement d'ensemble ou de totalité. Le corps de l'édifice est renversé, il ne reste çà et là que quelques traces de son existence.

Qu'est-il résulté de cette imprudente manière d'étudier la vie? les nerfs n'ont presque plus été regardés que comme des agens de sympathies. On sait encore qu'ils sont sensibles et qu'ils sont indispensables aux mouvemens des muscles de la vie de relation, voilà tout. On ne sait rien autre chose de positif sur leur compte. On soupçonne bien, pourtant, qu'ils servent à beaucoup d'autres fonctions; plusieurs auteurs l'ont écrit, même avec assez d'assurance, tant l'évidence est grande, tant la vérité a de force. Mais ceux qui ont l'esprit prévenu par les systèmes et les fausses idées qui ont

régné jusqu'à présent, prétendent toujours
que l'expérience n'a pas encore prononcé
et qu'il faut continuer les recherches. Aussi
les voit-on se livrer à des essais suivis et multipliés qui sont, sans doute , malgré leurs
inconvéniens, beaucoup plus concluans qu'ils
ne se l'imaginent, et auxquels j'applaudirais
de toutes mes forces, si je ne les trouvais
superflus.

Je dis que ces essais sont plus concluans
que le pensent les physiologistes qui les hasardent. En effet, je trouve qu'il n'y a rien
de plus favorable pour dévoiler l'influence
des nerfs que ce désordre général et ce bouleversement complet qu'on voit survenir à la
suite des expériences sur les animaux vivans.
Il me semble que cela seul met cette influence tout - à - fait à découvert, et montre
presque toute l'étendue du rôle qu'elle exerce
sur le jeu de l'organisation.

Je terminerai là ce chapitre sur les vivisections, pour présenter un résumé des principaux points de la doctrine que je professe.
Je répète que ce genre de recherches est un
de ceux qui ont le plus nui aux progrès de
la science, qui ont fait naître un plus grand
nombre d'erreurs. Et ces erreurs ne sont
rien moins que légères , car elles portent sur
les bases mêmes de la physiologie, elles en

ont obscurci les points les plus importans et les plus utiles à connaître. Il serait au moins à désirer que ceux qui ont tant de confiance pour les vivisections et qui continueront de s'y livrer, voulussent tenir compte des inconvéniens qui y sont attachés.

RÉSUMÉ

DE LA

DOCTRINE PHYSIOLOGICO-PATHOLOGIQUE

ANNONCÉE DANS LES ARTICLES PRÉCÉDENS.

D'ANS tout ce qui précède on a dû remarquer que je fonde la vie des animaux sur deux bases principales. La première est commune à tous les êtres de la nature ; c'est l'existence d'un principe actif et moteur général qui accompagne les molécules de la matière dans toutes les positions possibles. Chaque corps est d'autant plus composé, qu'il renferme une plus grande quantité de principe. La seconde base est particulière aux animaux ; ce sont les appareils nerveux

dans lesquels une forte partie de ce principe
est déposée pour être répartie par eux aux
élémens de l'organisation.

C'est cette dernière portion du principe
moteur général qui sert à agrandir et à étendre la vie dans tous les sens; c'est elle qui
constitue véritablement la vie animale. Sans
elle tous les corps seraient ou végétaux ou
minéraux. C'est d'après cela qu'on peut re-
garder l'action nerveuse comme le principal
fondement de la vie dans les animaux. Elle
influence et domine tous les phénomènes
qui se passent dans ces êtres. Aucuns ne peuvent se passer d'elle.

Cependant, le principe des nerfs n'est pas
séparé par ces organes, comme on l'a dit
jusqu'à présent; il n'est pas créé dans l'intérieur du corps. Il y est apporté par des substances étrangères qui s'y introduisent incessamment. Pris par toutes les bouches absorbantes avec les molécules matérielles de la
nutrition, il est transporté dans le torrent de
la circulation; puis déposé par cette dernière, partie dans les nerfs et partie dans
l'épaisseur même de tous les autres tissus.

Cette dernière portion n'abandonne pas
les principes matériels de la nutrition. Il
paraît que l'autre s'en sépare momentanément, pour s'introduire à l'état libre dans

l'intérieur des nerfs qui lui forment un ré=
servoir particulier.

Ces organes en sont toujours pleins. Ils
en font pourtant une consommation continuelle et très-considérable ; mais la circulation sanguine supplée à cette perte , et leur
en apporte incessamment de nouvelles quantités.

Tel est donc l'enchaînement de la circulation sanguine et de la puissance nerveuse ,
qu'elles existent nécessairement l'une par l'autre : sans la circulation sanguine , point d'action nerveuse , et sans l'action nerveuse ,
point de circulation sanguine ; du moins ,
point de cœur , point de digestion , point
de respiration , pas même d'absorption cutanée. Tout ne pourrait être que végétation.
C'est , d'ailleurs , la puissance nerveuse qui
domine la circulation sanguine , comme tous
les actes que je viens de nommer. Cette puissance ne peut elle-même se passer de cette
fonction , mais c'est elle qui la dirige et qui
lui donne l'impulsion.

Ces données générales étant posées , j'ai
à m'occuper de deux choses : la première
est l'exposé des motifs qui m'ont engagé à
les admettre ; la seconde , est le développement dont elles sont susceptibles. On a déjà
vu , dans le cours de cet ouvrage , combien

d'applications particulières j'ai pu en faire au jeu de l'organisation, tant dans l'état de maladie que dans celui de la santé. Cela pourrait être un motif pour ceux qui se sentent de l'éloignement pour de semblables idées, de ne pas les rejeter sans un plus ample examen.

Il est certain que toutes ces choses n'ont jamais été séparées dans mon esprit, et que toutes ont concouru en même temps à y faire naître les aperçus nouveaux que j'ai présentés sur les caractères de l'organisation. Cette circonstance seule m'inspirerait une confiance sans bornes en elles. D'ailleurs, non-seulement elles m'ont conduit à des données nouvelles sur le jeu de nos organes, mais encore elles m'ont fait apercevoir plusieurs choses qui n'étaient, peut-être, ignorées que de moi. Enfin, elles m'ont semblé avoir un rapport très-direct avec tout ce qu'il y a de plus positif dans le domaine de la science. Après cela, dois-je douter de leur réalité et de la solidité de leur fondement ?

Toutefois mon plus grand désir est de faire connaître l'application qu'on en peut faire au traitement même de l'état maladif, et la manière dont elles s'accordeut avec la plupart des méthodes curatives reçues.

Comme la puissance nerveuse était déjà en

partie connue et qu'elle se montre par des actes très-sensibles, c'est elle que j'ai d'abord le mieux appréciée. Ce n'est qu'ensuite que j'ai reconnu la présence du principe qui en fait la base hors de l'atmosphère des nerfs. D'ailleurs les effets de ce principe, si non lui-même, se manifestent de mille et mille manières, puisqu'il est l'agent de tous les phénomènes de la vie. Ce ne sont que les faux systèmes qui ont empêché et qui pourront empêcher encore la manifestation de cette vérité aux yeux de tous les physiologistes.

Il est certain même que la présence de cet agent général est plus sensible dans les animaux que dans les autres corps de la nature, parce qu'il y est en plus grande quantité et qu'il y joue des rôles bien plus multipliés et plus étendus.

J'ai puisé dans deux ordres de considérations bien distincts les données qui m'ont fait admettre l'existence de ce principe unique de vie. Les unes se rattachent au jeu des solides dans les animaux vivans, et les autres à la manière de se comporter des fluides animaux, soit pendant la vie, soit après la mort. J'en pourrais compter un troisième ordre qui a trait aux autres corps répandus dans l'espace ; mais j'ai déjà déclaré que je

désire ici faire le moins possible d'excur-
sions hors du domaine de la vie des animaux.
Je me renfermerai donc dans les deux premiers ordres de considération.

PREMIER ORDRE.

*Considérations puisées dans le jeu des solides,
dans les animaux vivans.*

J'ai déjà remarqué ailleurs, que pour étudier la puissance nerveuse et ses effets, je
n'ai pas eu besoin de me livrer à des expériences nouvelles, et que je me suis borné
à observer les phénomènes de la vie, tels
qu'ils se passent d'eux-mêmes, soit dans l'é-
tat de santé, soit dans l'état de maladie. Les
réflexions et le raisonnement ont fait le reste.
Je n'indiquerai pas, à beaucoup près, tous
les aperçus qui se sont présentés à mon esprit, soit sur l'action nerveuse, soit sur l'existence du principe qui en est la base. Non-
seulement ils ne sont pas tous également
pourvus d'intérêts, mais, comme on doit le
penser, j'ai dû commettre beaucoup d'erreurs avant de pouvoir donner de la liaison,
de la consistance à la doctrine que j'annonce.
D'ailleurs il est des points auxquels je ne
toucherai qu'avec beaucoup de réserve; il
en est même que je crois devoir tout-à-fait

passer sous silence. On comprendra mes mo=
tifs, sans que j'aie besoin de les dire.

Mon intention ici est de ne m'éloigner,
que le moins possible, du domaine de la
physiologie et de la pathologie. Je crois que
c'est là l'objet le plus important et celui dont
il peut jaillir des connaissances les plus utiles
pour l'humanité.

Après tout, je ne vois rien dans ce que je
me propose d'exposer qui puisse heurter les
idées religieuses reçues de nos jours. Je
connais même quelques personnes qui ont
pensé que les principes de la doctrine que je
professe sont plus compatibles avec ces idées
que les vues toutes matérielles de la philosophie moderne. Ce qu'il me semble y avoir
d'incontestable, c'est que les premiers ont sur
les dernières, l'avantage d'un caractère beaucoup plus élevé, et peuvent, par conséquent,
donner une plus haute idée de l'auteur de
toutes choses. Au lieu d'avoir créé une matière inerte, comme on le pense, il a uni
à toutes les molécules des corps un principe
de mouvement et d'action.

Je ne reviendrai pas sur les rapprochemens que j'ai indiqués entre les diverses
fonctions de l'économie, et particulièrement
entre celles qui composent la vie intérieure.
On se rappelle que j'ai remarqué que ces

dernières n'ont qu'un seul et même but ,
qu'elles ne sont que des points variés d'un
seul et même mécanisme, celui de la nutrition. On peut les rapporter toutes aux deux
mouvemens dont ce mécanisme se compose.
Cet aperçu est le premier pas que j'ai fait
dans la route que j'ai suivie par la suite.
On sent qu'il a pu m'être d'un grand secours.
J'ai dû penser que la complication de ce mécanisme n'entraînait pas la nécessité de plusieurs espèces d'agens d'impulsion, et que ses
ressorts pouvaient être aussi peu variés que
son but. L'élasticité n'est-elle pas la seule
propriété physique qui fait mouvoir tous les
rouages d'une horloge, quelque compliqués
qu'ils puissent être ?

Ensuite on a vu que l'étude comparative
des caractères vitaux des grands organes a
pu me fournir des données presque certaines
sur l'influence des nerfs. Ces données me
prouvaient au moins cette influence sur tous
les phénomènes visibles de l'organisation,
sur ceux qui ont un grand développement.
Mais je n'y apercevais pas la portion de
cette influence qui préside continuellement
à l'action des petits vaisseaux, aux absorptions, aux exhalations, à la circulation capi-
laire, à la nutrition, etc. Je n'y voyais que
l'influence nerveuse organique et non la

générale. Dans cette occurrence, j'ai inter-
rogé l'état pathologique où tout m'avait
déjà paru plus saillant que dans l'état naturel.

C'est sous l'empire des nerfs , sous l'influence de leur action organique que s'exécute l'érection des parties extérieures de la
génération et celle qui se passe dans la matrice, car j'avais alors pressenti le mécanisme
de la menstruation , tel que je l'ai fait connaître. Or, voici comment j'ai raisonné en
conséquence de cet aperçu sur l'érection.

On sait généralement que les phénomènes
de cet acte naturel ont beaucoup de rapports
avec ceux qui accompagnent l'érection accidentelle ou maladive qu'on appelle l'inflammation. Épanouissement des tissus, augmentation de leur volume en tous sens , abord
plus considérable des fluides , développement de sensations extraordinaires , ce sont
autant de symptômes qui se voient dans l'un
et dans l'autre cas ; seulement avec quelque
différence dans le caractère. Mais cette différence est-elle assez grande pour faire supposer deux espèces d'agens d'impulsion ? je
ne le pense pas ainsi. En effet, elle paraît
plutôt tenir en grande partie à la disposition
matérielle des tissus, qui fait qu'ils se prêtent
plus ou moins au mécanisme de l'érection. Il

(231)

n'y a presque pas de tissus qui ne soient
susceptibles de s'ériger, soit naturellement,
soit accidentellement ; mais tous le sont à
des degrés bien différens.

D'ailleurs l'inflammation n'est autre chose
que le résultat d'une impulsion accidentelle
de la vitalité des tissus, tandis que l'érection
naturelle est un acte très-ordinaire pour certaines parties, et très-approprié à leur mode
d'organisation. Ensuite cette dernière concourt à l'accomplissement des fonctions naturelles, son but est utile et indispensable, il
fallait donc qu'elle fût plus libre que l'inflammation. Mais je le répète, toutes ces considérations n'empêchent qu'à un très-faible degré
l'analogie des résultats locaux, matériels et
palpables, et ne doivent pas forcer à recourir à deux causes vitales efficientes pour
expliquer ces résultats.

Il est un autre point de vue sous lequel
l'érection naturelle et l'érection accidentelle
se rapprochent. Il consiste en ce que toutes
les fois qu'elles sont portées l'une et l'autre
à un certain degré d'énergie, elles s'accompagnent d'une exhalation plus ou moins
abondante de fluides. Dans les parties extérieures de la génération, ce sont des fluides
blancs, muqueux ou glanduleux ; dans la
matrice, c'est du sang et souvent un fluide

qu'on appelle leuchorrée, et qui a beaucoup
de rapport avec celui que fournit une partie enflammée , enfin dans l'inflammation ,
c'est du pus.

Quelquefois, quand les parties sont de nature à se prêter facilement à l'épanouissement,
l'érection accidentelle s'accompagne aussi
d'hémorragie , comme l'érection naturelle
qui se passe dans la matrice. Cela s'observe
surtout dans les parties recouvertes dé membranes muqueuses, tels que les intestins , les
poumons , les fosses nazales , etc. Toutefois
ce résultat n'annonce qu'une érection accidentelle bien moins intense et plus compara-
ble à l'érection naturelle que l'inflammation
qui s'accompagne de suppuration. Ce n'est pas,
comme on dit , une inflammation franche.
Mais elle s'exécute néanmoins suivant le même
mécanisme ; et il n'y a pas d'autres raisons de
les distinguer l'une de l'autre que la différence
dans le degré d'intensité, et dans la nature du
fluide exhalé. Je crois qu'on peut très-bien
comprendre toutes ces variétés de l'état maladif sous la dénomination générique d'érétisme accidentel. J'ai dit ailleurs , que celui
qui fait la base des maladies internes, est assez
rarement une véritable inflammation.

Quoiqu'il en soit, il y a assez d'analogie
entre l'érection naturelle et l'inflammation

vraie ou fausse pour faire soupçonner qu'elles ont pour cause la même puissance vitale. Or, il est reconnu, presque généralement, que la première, ou du moins celle qui se passe dans les parties extérieures de la génération, a pour agent d'impulsion l'influence nerveuse. Plusieurs physiologistes l'ont écrit positivement. M. Cuvier, entr'autres, n'en fait aucun doute. Pour mon propre compte, j'ai trop de raisons pour ne pas considérer ce point comme une vérité démontrée. Eh bien, s'il en est ainsi, pourquoi l'érection accidentelle ou l'inflammation des tissus, qui s'accompagne, à peu de choses près, des mêmes symptômes que l'érection naturelle, ne serait-elle pas dépendante de la même puissance vitale ? je ne vois aucune raison pour ne pas admettre cette conséquence.

Maintenant, comme l'inflammation est susceptible de se développer sur presque tous les points du corps, il faudrait donc qu'il y eût des nerfs partout : mais c'est ce que l'anatomie ne démontre pas, et l'on ne peut pas raisonnablement supposer la matière organisée là où nos sens ne la découvrent pas. Il ne faudrait pas imiter Alexandre Monro, qui prétendait qu'il y a des nerfs jusques dans les végétaux et les minéraux mêmes. C'est aussi trop se défier du pouvoir de nos sens, et c'est donner une trop libre carrière aux suppositions.

Mais si l'on ne peut admettre de nerfs là où on ne les a pas encore vus , n'est-il pas permis d'y soupçonner , par l'analogie des effets, la présence d'un agent semblable à celui qui est dans les nerfs, invisible et impalpable comme lui ?

L'inflammation est un phénomène qui suppose une exaltation vitale forte et prolongée, et si la puissance nerveuse préside à son exécution, il est à croire que cette même puissance peut aussi suffire à l'exercice d'une infinité d'autres phénomènes naturels qui ne paraissent pas avoir un développement aussi considérable que cet état accidentel, tels que les absorptions, et les exhalations. Ainsi, il se pourrait que l'inflammation fût une circonstance accidentelle propre à dévoiler ce qu'on n'aperçoit pas dans l'état ordinaire de la vie : je veux dire, l'influence habituelle et continuelle des nerfs sur la vitalité même des tissus généraux. D'ailleurs, c'est dans ces tissus que se développe l'inflammation, et , par conséquent, l'exaltation nerveuse qui y préside.

D'un autre côté, les fonctions de ces tissus, comme je l'ai déjà plusieurs fois répété, n'ont pas d'autre but que celui du plus grand nombre des grands organes , qui est l'entretien

de la vie générale. Or, pourquoi, comme
a fait Bichat, leur supposer des agens vitaux
différens de ceux qui président à l'action de
ces derniers ? Il est très-sûr que l'unité vitale
est déjà démontrée par cette unité de but
auquel concourt la grande majorité des organes de l'économie. Enfin, les organes et
les tissus, tous se confondent dans l'état maladif; tous sont malades par la même cause
et dans la même variété pathologique. C'est
surtout par les phénomènes généraux de cet
état qu'il est facile de voir que toutes nos
parties, petites ou grandes, sont liées aux
mêmes ressorts, que toutes obéissent à une
seule et même impulsion.

DEUXIÈME ORDRE.

*Considérations puisées dans la manière de se
comporter des fluides dans les animaux,
soit pendant la vie, soit après la mort.*

Telles sont, à peu près, les données générales et les inductions que j'ai puisées dans
l'étude du jeu des solides vivans. Examinant
ensuite la manière de se comporter des fluides, je me suis demandé pourquoi ces parties
ne se décomposent que lorsqu'elles cessent
d'être mises en contact avec les organes qui

les séparent ou les contiennent dans l'intérieur du corps ? il m'a semblé que cet état
de fixité était dû à l'action toute nerveuse
des solides vivans. Mais comment cela pour-
rait-il se faire si ces parties solides ne four-
nissaient pas continuellement aux fluides une
partie du principe qui les anime eux-mêmes,
et qui s'oppose à leur propre décomposition?
la composition et la fixité des fluides vivans
seraient donc l'effet de l'agent contenu dans
les nerfs.

S'il en était ainsi, ne devrait-on pas penser qu'ils ne se décomposent, à la sortie du
corps, que parce qu'ils perdent en tout ou
en partie cet agent vital, et que, n'étant
plus en rapport avec les nerfs, ils ne peuvent en recevoir de nouvelles quantités?
mais comme cette décomposition ne s'opère
pas complètement d'une manière subite,
qu'elle est comme graduelle et successive,
on peut inférer de là qu'ils ne perdent pas
la totalité de ce principe dans le premier
instant qu'ils sont sortis du corps, et qu'ils
en conservent plus ou moins de temps une
certaine quantité. Enfin, comme les élémens
matériels de ces fluides ne se séparent pas
toujours complètement les uns des autres, et
que beaucoup continuent de former des
composés plus ou moins nombreux hors du

domaine de la vie, ne peut-on pas croire
que c'est parce que le principe en question
ne les abandonne jamais en totalité ? ainsi,
ce serait donc cet agent général qui gouver-
nerait la matière et qui la composerait plus
ou moins suivant qu'il s'y rencontre en plus
ou moins grande quantité. L'affité chimique
ne serait qu'un de ses effets généraux, au
lieu d'être par elle-même une puissance ou
une cause, comme on le dit. La décomposition des corps morts ne serait point un travail
de la matière, une action ou réaction de ses
molécules les unes sur les autres ; ce serait
tout simplement l'abandon ou la séparation
d'une partie du principe moteur qui les ani-
mait et qui a cessé de se renouveler. Cette
partie rentre dans le réservoir général, qui
est l'espace, et l'autre reste adhérente à la
matière elle-même. Il paraît que le dernier
terme de cette décomposition est l'état de
minéral. Or, les animaux et les végétaux,
tendent tous vers cet état, quand ils ont cessé
de vivre, quand leur atmosphère particulière
de principe moteur est anéantie.

Cette série de propositions que j'ai déduites d'après la manière de se comporter des
fluides vivans, peut aussi s'appliquer aux
solides, même avec plus d'avantages et de
raison. En effet, la décomposition de ces

derniers est plus lente et plus graduelle que celle des premiers. Par conséquent, on y peut mieux calculer les effets de la présence et du départ du principe moteur.

Les parties solides ou fluides les plus composées, sont celles qui se décomposent le plus promptement, lorsqu'elles sont placées hors de la sphère vitale du corps animal auquel elles appartenaient. Ne semble-t-il pas que cela dépend de ce que ces parties renferment une plus grande quantité de principe moteur, et qu'elles se trouvent par-là moins en rapport avec les corps environnans. Au contraire, les parties animales qui sont peu composées, renfermant moins de principe moteur que les premières, sont, sous ce point de vue, mieux en harmonie avec la matière générale ou élémentaire, et demeurent à leur état de fixité beaucoup plus long-temps que les autres. Celles-ci perdent beaucoup en cessant d'être en rapport avec l'atmosphère nerveuse, celles - là perdent moins. Les substances végétales qui sont moins composées que celles qui proviennent des animaux, se décomposent aussi bien moins promptement qu'elles.

Ainsi, d'après toutes ces considérations, le principe en question ne serait donc pas une production des nerfs, mais bien un corps répandu dans l'espace et accompagnant partout la matière. Mais voyons maintenant comment il s'introduit dans ces organes ; comment il compose et anime les animaux. Nous avons vu que leur destruction s'opère premièrement, par l'anéantissement de leur atmosphère nerveuse, qui produit la mort générale ; secondement, par la perte que chaque partie du corps fait du principe qu'elle contenait, d'où résultent la désorganisation et la dissolution.

Les substances étrangères absorbées par la peau, les poumons et les voies digestives ne fournissent pas seulement au corps des molécules chimiques ou matérielles, mais bien aussi des parcelles de principe vital ou moteur général, ce qui est d'une bien plus grande considération. J'ai déjà observé que la composition d'un corps quelconque est en raison directe de la quantité de principe moteur qu'il contient. Or, on sent que les substances, dont les élémens matériels sont plus nombreux, sont aussi plus propres à entretenir la vie dans les animaux. Celles qui proviennent des végétaux et des animaux qui ne sont pas encore à l'état de décomposition, conviennent parfaitement à la digestion : elles sont très-disposées à s'animer de nouveau. Celles qui s'introduisent par la peau et les poumons, étant des substances plus simples, contiennent beaucoup moins de principe moteur : mais comme elles s'y introduisent continuellement et en abondance, elles ne laissent pas que d'apporter aux organes une forte somme de cet agent.

Arrivées dans l'intérieur du corps et mises en contact avec des organes nerveux et les divers fluides vivans, ces substances se chargent de nouvelles quantités de ce principe, s'animalisent ainsi de plus en plus, et forment des composés nouveaux plus compliqués que ceux qu'elles formaient auparavant. Enfin, parvenues dans le réservoir de la circulation sanguiné, elles y versent en abondance de la matière et de la vie tout ensemble.

Je suis porté à croire que les glandes lymphatiques, qui contiennent beaucoup de nerfs, sont destinées à donner à la lymphe qui les traverse une vie et une impulsion nouvelles.

D'ailleurs la matière doit se renouveler comme le principe de vie lui-même, parce que c'est uni à cette matière que celui-ci entre dans l'intérieur du corps et qu'il en sort. Je viens de dire qu'il s'introduit avec les différens produits matériels de la digestion, de la respiration et de l'absorption cutanée. Eh bien, il s'en va en accompagnant ceux des excrétions ou exhations digestives, pulmonaires et cutanées. Plus la

consommation de ce principe est grande, c'est-
à-dire, plus l'action des organes est élevée,
plus les fonctions composantes et décompo-
santes sont actives. Ainsi, ce n'est pas la matière qui gouverne ce principe, c'est, au
contraire, lui qui la dirige ; qui lui donne
l'impulsion dans tous les sens.

Si les animaux devaient avoir une vie si
bornée que celle des végétaux, ils existeraient
par le moyen seul de la circulation capillaire
et lymphatique ; par l'absorption et l'exhalation générales. Ils n'auraient pas d'appareil
particulier pour l'absorption de l'air, ni pour
la digestion. Mais surtout ils seraient privés
de nerfs dont l'influence est indispensable
pour l'exercice de ces deux dernières fonctions, ainsi que pour celui d'une foule d'autres
actes qui n'existeraient pas sans elle et qui ne
se rencontrent pas non plus dans les végétaux.

Ce n'est que parce que les animaux ont
des nerfs, que l'oxigène et l'azote se combinent à leur sang en grande abondance.
Du reste, cette combinaison résulte de l'influence sur l'air respiré et sur le sang de trois
portions de principe moteur et générateur,
réunies dans les cellules du poumon : 1.° de
celle que fournissent les poumons eux-mêmes
et leurs nerfs ; 2.° de celle qui existe déjà
dans le sang ; 3.° de celle enfin que contient

l'air aspiré lui-même. Le sang paraît être un des fluides les plus composés de ceux qu'on rencontre dans l'économie, et, par conséquent, un de ceux qui contiennent le plus de principe moteur. Les appareils nerveux servent donc à multiplier et à compliquer les phénomènes de la vie, tant ceux qui ont rapport aux fluides que ceux qui se passent dans les solides.

Le sang, au lieu de déposer tout le principe moteur dont il est chargé dans l'épaisseur de l'organisation même, en verse une grande quantité dans le réservoir que forment les parties nerveuses.

Le cerveau vers lequel se dirige une très-grande quantité de sang, reçoit aussi une somme considérable de principe moteur. C'est, je crois, la raison pour laquelle il exécute des actes si essentiellement vitaux, et qu'il exerce une si forte influence sur tout le reste des nerfs.

D'ailleurs chaque nerf en particulier reçoit une certaine portion de principe par les rameaux sanguins qui se distribuent dans son épaisseur. Voilà pourquoi chaque branche nerveuse a une partie de son existence qui lui est propre, et une autre qui dépend de sa réunion à l'ensemble, de l'influence ou de l'aide qu'elle reçoit de la part tant du cerveau que de tout le reste des appareils nerveux.

Mais en les considérant anatomiquement, les nerfs existent entièrement par eux-mêmes et ne naissent nullement du cerveau, quelque soit l'ordre ou l'appareil auquel ils appartiennent. Les êtres qui forment les premiers degrés de l'échelle animale n'ont que quelques rameaux nerveux qui déjà servent à leur donner une existence plus compliquée que celle des végétaux, que celle de tous les êtres qui sont dépourvus de ces organes. Cette existence se complique de plus en plus à mesure que les nerfs se multiplient et se grossissent davantage : l'addition du cerveau achève le complément de la vie animale. Ainsi, loin que cet organe soit la source des nerfs, il ne paraîtrait être lui-même que le résultat de leur prolongement et de leur assemblage. Il ne serait qu'une complication ou une extension de l'appareil nerveux cérébral.

Ce sont donc les nerfs et les vaisseaux sanguins qui sont les véritables fondemens de l'existence ; ce sont eux qui en portent le principe à tous les organes de l'économie. De cette manière on conçoit qu'une partie peut exister sans nerfs, et surtout avoir une existence obscure et végétative, comme sont les os, les tendons, les cartilages, etc. Toutes ces parties peuvent très-bien vivre à l'aide du sang seulement : d'autant mieux que ce fluide a reçu lui-même l'influence nerveuse. De sorte qu'on peut dire dans ce sens, que nulle partie de l'économie n'est entièrement soustraite à cette influence ; si ce n'est pas directement , c'est médiatement qu'elle la reçoit.

On concevra aussi comment une partie peut continuer à vivre d'une manière telle qu'elle, lorsque ses nerfs sont accidentellement coupés ou séparés du reste des appareils nerveux. On le concevra surtout très-bien, si l'on considère que ces nerfs conservent après cet accident un certain degré d'action qui leur est propre. On a tort de croire qu'un nerf coupé perd toute son influence sur l'organisation et la vie. A la vérité il en perd une forte somme, il n'est plus propre à l'exercice de fonctions organiques ; mais il conserve toujours une certaine action sur la vitalité générale, sur le jeu des petits vaisseaux. J'ai dit plus haut que cela tient à la faible portion de principe moteur que les vaisseaux sanguins versent directement dans le nerf lui-même. Je répète que chaque nerf existe par lui-même et qu'il agit jusqu'à un certain point par sa propre force. Le cerveau, les ganglions, et tous les renflemens nerveux ne servent qu'à lui donner plus d'activité.

Les deux appareils nerveux contiennent et

dirigent le même principe. Ils sont donc au fond de la même nature. Mais ils diffèrent par certains caractères généraux et exté-rieurs dont j'ai déjà parlé, et sur lesquels je ne reviendrai pas. Cette différence paraît tenir principalement à leur organisation matérielle et à la manière plus ou moins directe dont ils communiquent avec le cerveau.

Cet organe correspond très - bien avec l'appareil ganglionnaire. Ils exercent l'un sur l'autre une influence continuelle et très-éten-due ; influence dont nous ne nous apercevons pas dans l'état ordinaire de la vie, mais que le moindre événement extraordinaire met à découvert. Que le cerveau reçoive quelque impression un peu vive et insolite, aussitôt tout l'appareil ganglionnaire en est ébranlé. De même s'il se passe quelque chose d'ex-traordinaire dans le domaine de cet appareil, le cerveau ne manque pas d'en être averti , comme cela se voit dans toutes les variétés de l'état maladif interne , dans le travail de la digestion stomacale , dans le travail de la menstruation, de la gestation , dans les songes qui accompagnent souvent tous ces actes intermittens ou insolites.

DES SONGES.

Quand toutes les fonctions organiques du cerveau sont suspendues par le sommeil , quand son action n'est plus partagée par les excitations diverses de la veille, par l'exercice des sens et des organes de la pensée, il reste occupé tout entier à influencer les autres organes ou les autres parties nerveuses ; il n'a plus de commerce qu'avec les actes de la nutrition , et, par conséquent, ce commerce en devient plus intime. Or, on conçoit bien qu'il peut mieux s'apercevoir dans ce cas de toutes les circonstances extraordinaires qui surviennent sur tel ou tel point du corps. Le siége de l'intellect en est averti comme tous les autres points de l'organe, et comme il n'est plus occupé par les idées ordinaires de la veille , il s'y en développe qui ont plus ou moins de rapport avec elles. Il n'est pas étonnant que ce rapport soit souvent très-éloigné , puisque l'action des sens est éteinte et que cette action, comme on sait , est indispensable pour prévenir les aberrations dont l'imagination serait susceptible, même pendant la veille.

D'ailleurs le caractère des idées qui naissent dans l'état de sommeil dépend beaucoup du caractère de la cause qui les provoque. Elles doivent être d'autant moins naturelles que le cerveau est plus fortement ébranlé.

Le plus ordinairement les rêves sont dus à un état insolite des organes internes. Cet état pouvant se maintenir pendant le sommeil comme pendant la veille, donne lieu, dans l'un et l'autre cas, à une secousse durable de toute l'atmosphère nerveuse qui doit nécessairement se faire violemment sentir au cerveau. Il n'y a donc point encore ici de sympathies, dans le sens qu'on attache à ce mot. Une digestion laborieuse, la gestation, la menstruation, un état maladif interne ou externe, ou tout autre acte insolite tant soit peu grave est suivi d'un ébranlement général au milieu duquel chaque partie de l'organisation se comporte à sa manière. Tout cela se passe dans le sommeil comme pendant la veille ; mais il n'y a que les phénomènes extraordinaires qui ont leur siége dans le cerveau qui se font sentir dans le premier de ces deux états.

Au moment du réveil, l'action du cerveau reçoit une nouvelle direction. Elle se partage entre l'exercice des sens externes et celui des fonctions de nutrition. Celles-ci toutefois ne paraissent pas recevoir aucun désavantage de ce partage. On pourrait douter, au contraire,

si elles ne sont pas plutôt exaltées par les excitations nouvelles que le cerveau et tout
l'appareil nerveux cérébral reçoivent pendant la veille. D'ailleurs on conçoit bien que
ce changement d'état de la part du cerveau
au moment du réveil puisse faire dissiper les
songes, surtout si l'on considère que l'exercice des sens qui commence est très-propre
à régulariser les opérations de l'intellect, et à
en chasser les idées fantastiques qui y avaient
pris place pendant le sommeil.

J'ai dit que les nerfs ganglionnaires et le
cerveau communiquent facilement ensemble;
mais cette communication est encore plus
libre entre cet organe et les nerfs qui font
partie du même appareil que lui. C'est, sans
doute, pour cela, que les fonctions auxquelles
ils président sont plus dépendantes de la volonté, et que leur sensibilité est plus grande.
On dirait que le principe moteur circule
plus rapidement et plus librement dans les
nerfs cérébraux que dans les ganglionnaires.
D'un autre côté, les rapports anatomiques
entre le cerveau et les nerfs ganglionnaires
ne sont pas non plus les mêmes que ceux qui
existent entre cet organe et les nerfs cérébraux. Ces derniers sont si nombreux et si
étendus, qu'il semble que toutes les parties
qui composent l'appareil, le cerveau compris,

ne forment qu'un tout indivisible. En effet, il règne entr'elles une harmonie d'action parfaite.

En parlant ailleurs de la liaison qui existe entre toutes les fonctions de l'économie, j'ai dit que toutes concouraient à l'agrandissement de la vie générale, que plus il y a de fonctions particulières en exercice, plus cette vie générale a d'étendue et d'énergie, et que, réciproquement, plus cette dernière est active, plus les fonctions particulières le sont aussi. J'ai dit en outre que cela dépendait de l'union ou de la manière d'être des différentes parties qui composent les appareils nerveux. Voici comment je conçois cette circonstance.

Elle tient à deux causes principales : la première est la secousse ou l'excitation générale que l'exercice de chaque fonction en particulier détermine sur le système nerveux tout entier, et la réaction de celui-ci sur les vitalités particulières, laquelle est proportionnée au degré de l'excitation.

Plus il y a de fonctions en exercice, plus l'excitation que les appareils nerveux en reçoivent est grande, et, par conséquent, plus est élevé le degré d'influence qu'ils exercent eux-mêmes sur chaque acte de la vie en particulier.

La seconde cause de cet enchaînement de la vie générale avec les vitalités particulières est la suivante. Chaque branche nerveuse puise le principe moteur dans tous les points du corps où elle se trouve, par le moyen des rameaux sanguins avec lesquels elle est en communication ; elle concourt donc de cette manière à l'entretien du réservoir nerveux général dont elle fait partie. Ainsi, plus il y a de rameaux nerveux, plus le réservoir est étendu et plus il est énergique.

Ensuite chaque nerf en particulier reçoit d'autant plus de principe moteur par les vaisseaux sanguins que son action est plus active. Il en reçoit beaucoup moins s'il est dans l'inaction. Par conséquent, la part qu'il prend à l'agrandissement de la vie générale est plus ou moins grande suivant ces deux circonstances. On voit donc que chaque branche nerveuse en particulier jouit de deux modes d'influence ; l'un qui s'exerce sur l'organe dans lequel elle se trouve placée, l'autre sur le réservoir général de la vitalité, sur l'atmosphère nerveuse elle-même.

Mais à son tour chaque partie nerveuse reçoit l'influence du réservoir général des nerfs, qui lui donne beaucoup plus de force et plus d'activité qu'elle n'en aurait, si elle était isolée ou détachée de ce réservoir. On conçoit que plus ce réservoir a d'étendue et de force, plus le secours qu'il donne à chaque partie nerveuse doit être grand.

Je termine ici les considérations que je voulais présenter sur la vie, dans l'état de santé. J'observe que ce qui est surtout propre à faire reconnaître un caractère de vérité dans la plupart des propositions que j'ai avancées, c'est la liaison qui règne entr'elles, ainsi qu'on a dû le remarquer ; c'est parce qu'elles sont toutes déduites les unes des autres. Elles forment une suite non interrompue de conséquences; de telle sorte qu'il suffit que quelques-unes des principales soient fondées pour qu'on puisse croire que toutes les autres le sont aussi. Or, il est incontestable que la plupart, si non toutes, s'appuient sur des faits, sur des circonstances palpables. Il est très-peu de phénomènes connus avec lesquels elles n'aient pas plus ou moins de rapports. On aurait donc grand tort de croire que la doctrine physiologique que je viens d'exposer n'est fondée que sur de pures abstractions, qu'elle n'est que de la métaphysique. Il y a, sans doute, des choses qui ne se voient pas, et qui ne se jugent que par celles qui se voient. Mais quelle doctrine, quel système n'offre pas des traces de ce caractère ? Les esprits animaux admis par les anciens, l'âme de Stahl, la contractilité *insensible* et la sensibilité organique de Bichat, le principe nerveux reconnu dans tous les temps, l'affinité chimique et l'attraction de Newton, qui fond tout le fondement des sciences physiques actuelles et dont on étend le domaine jusques dans le cœur de la physiologie elle-même, toutes ces puissances, dis-je, vraies ou supposées, sont-elles des êtres visibles ou palpables? juge-t-on de leur existence autrement que par les effets?

Jusques-là même les physiologistes ont été obligés d'admettre plusieurs espèces de ressorts cachés ou insensibles; la doctrine que je professe n'en reconnaît qu'un seul. Encore n'est-il pas bien sûr qu'il soit dérobé à nos sens dans toutes les circonstances de la nature. Il est, peut-être, plus visible qu'on ne pourrait croire.

Au reste, on peut trouver un grand nombre de traces de cette doctrine dans les auteurs, surtout dans ceux qui ont écrit dans les commencemens du dix-huitième siècle. Les ouvrages de Lecat et de Kaau-Boërhave en sont pleins. L'idée d'un principe universel a régné dans presque tous les temps; la plupart des anciens philosophes l'ont admise : elle n'a été entièrement abandonnée que vers le milieu du siècle dernier où les mots d'*organisme*, d'*organiques*, de *molécules organiques*, ont pris naissance et auxquels on a fait jouer par la suite un rôle si étendu et si inconcevable.

ÉTAT ANOMAL

ou

PATHOLOGIQUE DE LA VIE,

DANS L'HOMME.

Comme le principe moteur et les nerfs sont les principaux agens de l'existence, ce sont eux aussi qui dominent et gouvernent tous les phénomènes de l'état maladif. Hofmann et Smyth ont pensé que toutes les maladies affectaient les nerfs. Ils ont dit à cet égard une grande vérité, mais ils n'en ont pas à beaucoup près senti toute la portée. Trop de faux systèmes, trop d'illusions dominantes les en ont empêché.

C'est exclusivement dans le trouble ou l'agitation de l'atmosphère nerveuse que réside la cause des phénomènes généraux qui accompagnent l'état maladif, quelque soient leur caractère et leur nature.

LÉSIONS MATÉRIELLES OU LOCALES.

Les lésions matérielles et locales dépendent toujours d'une accumulation extraordinaire du principe moteur dans la partie qui en est le siége ; laquelle accumulation s'opère par le moyen des nerfs et du sang, si la partie contient des nerfs, et par le sang seulement si elle ne reçoit pas de nerfs. C'est un principe général et immuable qu'aucun corps, aucune substance quelconque ne peut se développer, s'accroître ou augmenter de masse sans une concentration dans son intérieur de l'agent moteur et générateur universel. Toutes les productions de la nature engendrées ou spontanées dépendent de la rencontre d'une certaine quantité de ce principe à l'état libre et d'élémens matériels.

Or, comme toutes les lésions matérielles qui affectent le corps humain consistent dans un accroissement de parties, comme on y voit une surabondance de sucs et d'élémens de l'organisation, j'en conclus qu'il y a en même temps accumulation extraordinaire du principe moteur et générateur dans la partie affectée. C'est parce que cette accumulation est portée outre mesure, et qu'elle est insolite et forcée que l'organisation naturelle ou pri-

mitive se détruit, qu'elle se transforme en
une substance nouvelle plus ou moins irrégulière.

Lorsque la concentration accidentelle du
principe moteur sur quelque point du corps
s'opère lentement, elle donne lieu à des productions nouvelles qui s'éloignent peu de l'organisation naturelle, on y remarque au moins
les élémens de cette organisation, il s'y forme
des vaisseaux lymphatiques et sanguins, des
membranes, du tissu cellulaire, et quelquefois même des nerfs. Tels sont les loupes, les
kystes, les fausses membranes, les cicatrices,
etc. Au contraire, lorsque la concentration
du principe moteur s'opère d'une manière
prompte et forcée, l'organisation naturelle
elle-même se détruit; les petits vaisseaux ne
peuvent se prêter ni résister à cette exaltation subite de la vitalité, à cette affluence
extraordinaire du principe moteur et des
principes matériels qu'il accompagne. Ils
se rompent, ils se déchirent, et les substances nouvelles qui se forment, soit dans
leur intérieur, soit au-delà de leurs limites,
n'ont que très-peu d'analogie avec l'organisation naturelle.

D'ailleurs les symptômes locaux des lésions
matérielles, ainsi que les généraux sont subordonnés en général à la manière plus ou

moins prompte dont s'opère l'exaltation vitale de la partie où elles se développent. C'est, je crois, en cela principalement, que consistent les nuances diverses qu'elles présentent. C'est même ce qui a pu et ce qui peut encore autoriser à varier de mille manières le mode de traitement qui leur convient.

Mais soit qu'on les considère et qu'on les traite comme des affections dites asténiques, soit qu'on les considère au contraire et qu'on les traite comme ayant un caractère sténique, ou bien, enfin, comme des maladies spécifiques, elles n'en sont pas moins, dans tous les cas, le résultat d'une exaltation extraordinaire de la vitalité de la partie qui en est le siége.

L'ÉTAT DE FIÈVRE OU L'ÉBRANLEMENT DURABLE DE L'ATMOSPHÈRE VITALE, EST TOUJOURS LA SUITE D'UN OU DE PLUSIEURS POINTS D'EXALTATION INSOLITE DE CETTE ATMOSPHÈRE.

Ainsi, c'est donc la connaissance de cette loi générale, dont je viens de parler, pour la formation des corps, qui m'a d'abord fait adopter la doctrine exclusive de l'exaltation pour ce qui concerne les lésions matérielles. On sentira que ça été pour moi un grand pas de fait à l'égard des variétés maladives qui paraissent exister sans ces sortes de lésions,

et qu'on a toujours considérées comme gé‑
nérales, comme affectant indistinctement la
vitalité toute entière. J'ai commencé par re‑
marquer que l'ébranlement de tout le sys‑
tème vital se manifeste toujours à la suite
des exaltations locales suivies de désorgani‑
sation, pour peu qu'elles aient de gravité.
Or, cela m'a porté à croire que cet ébran‑
lement général n'existe jamais sans une exal‑
tation plus ou moins locale; que c'est toujours
en vertu d'une impulsion durable commu‑
niquée extraordinairement à un ou plusieurs
points de l'atmosphère nerveuse, que celle-ci
peut se maintenir pendant un certain temps
à l'état de trouble et d'agitation.

D'autres considérations sont venues à
l'appui de cette manière de voir. Je les ai
puisées dans l'observation des phénomènes
naturels. J'ai exposé dans un autre article les
circonstances principales de l'état de santé
où la fièvre se manifeste d'une manière plus
ou moins durable. Toutes sont évidemment
la suite d'une exaltation de l'action de quel‑
ques organes. Ainsi, la fièvre de la digestion
est, sans doute, occasionnée par l'accroisse‑
ment de l'action de l'estomac. La menstrua‑
tion, la gestation, le part s'accompagnent
fréquemment de mouvement fébrile. Dans
tous ces cas la matrice est en état d'exaltation

d'action. C'est à la suite d'un violent exercice des muscles de la locomotion, que le cœur palpite, que la fièvre se manifeste. L'effet des passions violentes est certainement d'exciter d'abord les organes. C'est même parce que cette excitation a été portée trop loin, qu'ils tombent quelquefois dans l'épuisement, dans l'état de défaillance. Le réveil brusque ne s'accompagne d'une secousse générale que parce que les organes des sens reprennent leur exercice, suspendu pendant le sommeil, et parce qu'ils sont de nouveau frappés par leurs excitans naturels. Enfin, ces remarques pourraient s'étendre à l'infini et toujours on trouverait la secousse nerveuse précédée ou accompagnée d'une exaltation plus ou moins locale.

Lorsque cette dernière n'est pas durable, l'autre ne l'est pas non plus, on la voit disparaître très-promptement. Elle ne se prolonge accidentellement dans les circonstances dont je viens de parler, que lorsque les causes excitantes ont produit une impression durable sur quelques points de l'atmosphère nerveuse. Par exemple, lorsqu'elles ont porté la sphère ganglionnaire au-delà de ses limites ordinaires, et qu'elles l'ont forcée à se maintenir plus ou moins de temps en état d'exaltation insolite. Alors l'état maladif prend la

place de l'état naturel, comme cela, d'ailleurs, se voit souvent.

Or, d'après toutes ces considérations, je
n'ai pu douter un seul moment que l'état de
fièvre ou de trouble général suppose dans
toutes les circonstances possibles une exaltation insolite d'un ou de plusieurs points de
l'atmosphère vitale. Je ne vois rien qui s'oppose à cette manière de voir. Tout, au
contraire, me semble militer en sa faveur.
D'ailleurs, je déclare que l'autorité de M.
Broussais, sur ce point, doit être d'un grand
poids. Je me plais à la considérer ainsi, quoiqu'il me soit impossible de dire moi-même
au juste quelle part elle a eue à la détermination de mon esprit. Je laisse au lecteur la
liberté d'en juger.

L'EXALTATION PLUS OU MOINS LOCALE QUI CAUSE
LE TROUBLE GÉNÉRAL OU L'ÉTAT DE FIÈVRE,
EXISTE AVEC OU SANS ALTÉRATION SENSIBLE
DES TISSUS.

L'exaltation locale qui cause le trouble
général est simplement vitale ou bien vitale
et matérielle en même temps, c'est-à-dire,
qu'elle s'accompagne ou non de quelque
trace sensible d'altération des tissus. Elle a
toujours le caractère de lésion matérielle,

lorsqu'elle a son siége dans des parties externes qui dépendent exclusivement de l'appareil cérébral. Et la raison de ceci est que la vitalité de ces parties ne peut se soutenir au-delà de quelques instans en état d'exaltation insolite, sans cause matérielle entretenante, ou sans une exaltation interne.

Il résulte de là que toutes les fois qu'il y a trouble général sans lésion matérielle externe, on doit juger que le principal siége de l'affection est dans les parties internes.

On doit aussi tirer la même conséquence pour tous les cas où le trouble général précède l'établissement des lésions matérielles externes quelque soient leur nature et le siége qu'elles occupent.

J'ai pourtant observé ailleurs qu'il arrive quelquefois que la lésion matérielle externe qui accompagne une affection interne prend, par son caractère de gravité, le dessus sur celle-ci, et qu'elle finit par devenir consécutivement seule cause entretenante de l'affection générale. C'est, par exemple, ce qui arrive lorsque le cerveau s'altère matériellement à la suite d'une lésion interne. Mais cela ne détruit nullement la règle générale dont je viens de parler.

Ainsi, maintenant, sans autre examen, je crois savoir positivement que l'état maladif a

sa base sur les parties internes, lorsqu'il n'est
pas accompagné de lésions matérielles externes, ou lorsque ces lésions ne surviennent
qu'après l'établissement du trouble général.

Cependant je dois dire qu'il est des cas où
il est difficile de savoir si ce trouble général
a précédé ou suivi la lésion matérielle externe.
C'est lorsque l'affection interne dont il peut
dépendre a peu d'intensité, ou bien lorsqu'elle
a un caractère de lenteur et de chronicité
qui masque son existence. Néanmoins il est
rare qu'il n'y ait pas eu de symptômes internes extraordinaires, ce dont on peut s'assurer
en questionnant le malade. D'ailleurs, la nature des lésions externes indique assez par
elle-même qu'elles sont entretenues par une
cause interne. S'il n'en était pas ainsi, celles
qui ont peu d'étendue, peu de profondeur,
comme les dartres, quelques ulcères, beaucoup d'éruptions boutonneuses, etc., guéri-
raient bien plus promptement qu'elles ne font.
Car on ne voit pas qu'elles soient entretenues
par la présence immédiate d'aucun corps
étranger. Enfin, on peut les juger comme
dépendantes d'un état maladif interne, lorsqu'on les voit survenir spontanément ou sans
cause externe connue, et surtout lorsqu'elles
occupent de larges surfaces, comme les éruptions cutanées.

On risque bien moins de se tromper sur le véritable siége du mal, lorsque les lésions externes ne sont que vitales, lorsque, par exemple, ce ne sont que de simples douleurs. Il est certain que ce genre d'affection ne peut occuper les parties externes sans une cause locale déterminante et entretenante, ou sans une affection interne : du moins il ne peut persister au-delà de quelques instans sans l'une ou l'autre de ces deux circonstances. Il faut qu'il y ait lésion matérielle sensible de la partie qui est le siége de la douleur ou état maladif à base interne.

Il en est de même de toutes les affections vitales du cerveau et de celles des muscles de la locomotion, lorsqu'il n'y a aucune espèce de lésion matérielle dans la substance de ces organes.

Toutes les douleurs extérieures qui ont un caractère tant soit peu grave et qui surviennent spontanément, c'est-à-dire, sans cause locale connue, dépendent d'une lésion interne. Il me paraît, on ne peut mieux, démontré que les douleurs rhumatismales et goutteuses ont leur véritable cause dans un état insolite de la vitalité des organes internes.

LA PRINCIPALE BASE DE L'ÉTAT MALADIF INTERNE S'ÉTEND A TOUTE LA SPHÈRE GANGLIONNAIRE.

Quand l'exaltation locale dont dépend le trouble général est interne, elle n'est jamais bornée dans le principe à un seul organe; elle s'étend à toute la sphère ganglionnaire. Ce n'est que par suite des progrès du mal, ou par l'effet de la présence de quelque corps étranger, qu'une partie s'altère plus que les autres. D'ailleurs, la plupart du temps, l'affection est au même degré dans toutes. Et si on l'a si souvent localisée, c'est qu'on s'en est laissé imposer par l'apparence ou par le langage trompeur des symptômes.

L'exaltation interne est le plus souvent simplement vitale, ou sans altération sensible des tissus. On sait que cela peut être ainsi à cause du caractère de spontanéité d'action et d'affection départi à tous les organes qui sont sous l'influence immédiate de l'appareil ganglionnaire. Ce caractère est porté à un tel point, que lorsqu'il survient des altérations matérielles, elles ne sont qu'une circonstance de plus, et souvent presque indifférente, ajoutée au tableau du mal. C'est toujours l'affection vitale première, étendue à tout le système glanglionnaire, et non pas seulement l'altération matérielle et locale, qui entretient le trouble et l'agitation générale. Celleci ne fait qu'aider à l'autre. Tel est le véritable état des choses dans la grande majorité des cas, et malgré une foule d'apparences contraires.

Cependant, je crois avoir observé dans un autre endroit, que quoique les lésions matérielles aient une faible part à la production des phénomènes généraux de l'état maladif, elles ne laissent pas que de constituer dans bien des cas une complication plus ou moins fâcheuse et d'apporter plus d'obstacle à la guérison, que ne ferait l'exaltation vitale pure et simple Ceci est surtout vrai quand elles ont une certaine étendue et une longue durée. Du reste, c'est en traitant l'affection vitale générale, en portant ses vues sur toutes les parties où elle a son principal siége, c'est-à-dire, en les étendant à la lésion de tout l'appareil ganglionnaire, qu'on combat avec plus d'avantage la lésion locale. Si l'on se borne à la considération du seul point altéré matériellement, on ne fait qu'une médecine étroite qui ne mène qu'à de petits moyens, et qui est, à cause de cela, trop souvent impuissante. Il est donc plus rationnel, dans l'état pathologique interne, de traiter l'affection locale par l'affection générale, que de traiter

l'affection générale par l'affection locale. C'est
le contraire, comme on sait, lorsque l'état
pathologique a pour base une lésion matérielle externe. Celle-ci est la seule cause
entretenante des accidens généraux, tandis
que celle-là, dans la plupart des cas, entre
pour très-peu de choses dans leur production
et qu'elle est plutôt leur effet que leur cause.
Elle ne joue un rôle très-étendu que lorsqu'elle est très-profonde ou qu'elle a atteint
un long terme d'existence. Alors on peut la
considérer comme la cause entretenante de
l'état maladif. Mais hors ces cas, on ne doit
voir que la lésion vitale, et jamais d'ailleurs
il ne faut borner ses vues pratiques à la seule
lésion matérielle. Il faut toujours avoir égard
au caractère des symptômes généraux, c'est-
à-dire, à l'état des autres points de la vitalité
qui sont compris dans la même atmosphère
nerveuse que la lésion matérielle.

Je dis que la lésion matérielle extérieure
est la circonstance la plus importante de l'état
maladif qui en est la suite, et que c'est elle
qu'il faut faire disparaître pour faire cesser
les accidens généraux. Mais il arrive quelquefois que la secousse nerveuse générale qu'elle
occasionne et qu'elle entretient, détermine
un état maladif interne qui prend fortement
le dessus sur elle. Il semble, dans ce cas,

(266)

qu'elle disparaisse de la scène, ou du moins, elle
n'y joue plus qu'un rôle très-secondaire. La base
de l'affection se déplace ; d'où il peut résulter
toutes les variétés de l'état maladif interne.
Alors, en pratique comme en théorie, on
doit diriger presque toute son attention vers
la base interne de cet état et ne s'occuper
que très-secondairement de sa cause première. Tel est le mécanisme des maladies
internes qui se développent à la suite des
plaies externes et celui suivant lequel s'opère
ce qu'on appelle les métastases. Il faut appliquer ce mot à ce transfert du siége principal
du mal plutôt qu'à un prétendu déplacement
d'humeurs viciées qui n'existent réellement
pas plus au-dehors qu'au-dedans.

Si les chirurgiens connaissaient ce mécanisme mieux qu'ils ne paraissent faire, s'ils
avaient apprécié jusqu'où s'étend la simultanéité d'affection qui règne entre toutes nos
parties, entre toutes les divisions nerveuses,
ils sentiraient que les accidens internes qui
accompagnent, ou qui suivent de près leurs
opérations, sont presque toujours le résultat
des lésions qu'ils ont faites. Je ne dis pas cela
pour déverser aucun blâme sur la conduite
hardie des chirurgiens ; mais je pense que si
toutes ces vérités leur étaient mieux connues,
ils pourraient plus facilement prévenir les

accidens et les combattre quand ils se présentent. On peut leur reprocher de s'occuper
trop exclusivement de l'affection locale et de
n'avoir pas assez égard à ses résultats éloignés. Un malade qui vient d'être opéré est
dans un tel état d'érétisme général, qu'il est
très-disposé à contracter une maladie interne.
C'est bien pis encore, lorsque l'inflammation
s'empare des parties lésées. Enfin, si ce n'est
pas dans les commencemens du mal local
que l'état maladif interne se déclare, ce peut
être plus tard et par suite de la continuation
trop prolongée de l'ébranlement insolite des
nerfs due à la présence de la plaie.

On sent combien il importe, à la suite d'une
opération chirurgicale, d'éloigner les autres
causes qui pourraient favoriser le développement de cet état. Parmi ces causes, les
écarts de régime sont, sans contredit, les
plus à craindre et les plus fréquentes. Il faudrait qu'on fût aussi sévère à cet égard pour
les malades qui supportent quelque grave
opération, qu'on l'est ou qu'on doit l'être pour
ceux qui sont en proie à ce qu'on appelle
une vive inflammation interne.

C'est un grand tort que de leur accorder les
premiers jours, soit des alimens, soit simplement
ce qu'on appelle des cordiaux. Il est d'ailleurs
d'autres mesures à prendre qui ne sont pas

assez connues. Elles se rattachent au traitement des variétés aiguës de l'état maladif
dont je parlerai bientôt : et elles ont surtout
rapport aux avantages qu'on peut retirer des
saignées , avantages qui me paraissent tels
que je crois pouvoir assurer que, si l'on sait
les mettre à profit, on sauvera beaucoup plus
de malades opérés que par le passé.

LA SIMULTANÉITÉ ET LA SPONTANÉITÉ D'AFFEC-TION SUBSTITUÉES AUX THÉORIES ANCIENNES DES VICES , VIRUS , HUMEURS, etc.

La connaissance de ces deux caractères
physiologico - pathologiques de la vitalité
peut tenir lieu de toutes les théories qui ont
paru sur je ne sais combien d'espèces de pré-
tendus vices , virus , principes délétères ,
humeurs peccantes , humeurs rentrées ou
supprimées, etc. Presque toutes les variétés de
l'état pathologique interne qu'on a attribuées
à ces causes supposées se rattachent à des
degrés différens de violence et d'acuité de
l'exaltation nerveuse qui fait la base de cet
état. Il n'y a pas plus pour elles que pour les
autres variétés de corps étrangers introduits
dans l'économie; les élémens de la vie ne
sont, dans tous les cas, que troublés et non
changés ou dénaturés. Il n'y a que les degrés
et les symptômes de ce trouble qui varient.

Le fait est que les variétés maladives dont il est question ici ne paraissent mettre en jeu que les mêmes ressorts qui sont mus par toutes les autres variétés. Du moins pour concevoir leur existence et leur manière d'être, je n'ai pas besoin, pour mon compte, d'avoir recours à d'autres principes que ceux que j'admets pour les variétés les plus simples de l'état maladif. Dans tous les cas, s'il reste quelque doute dans mon esprit sur ce point, certes c'est d'une manière bien moins prononcée que lorsque je croyais aux vices, virus, humeurs, etc.

MALADIES CONTAGIEUSES.

Je serais, sans doute, plus embarrassé s'il fallait que j'expliquasse le mode d'invasion de certaines variétés maladives chez plusieurs individus à la fois. Je suis pourtant très-disposé à ne pas croire à la contagion, du moins dans le sens qu'on attache ordinairement à ce mot. Toutefois je me bornerai ici à quelques réflexions qui peuvent favoriser cette manière de voir.

Si l'on considère 1.º la facilité avec laquelle toute l'atmosphère nerveuse est ébranlée par des causes souvent très-légères ; 2.º l'étendue des surfaces sur lesquelles agissent les causes des maladies dites contagieuses, (ce sont ordinairement les chaleurs et les influences du climat, qui frappent directement sur la peau, sur les poumons, et souvent sur les voies digestives) ; 3.º le caractère d'intensité et de continuité de ces causes : d'un autre côté, si l'on se rappelle toute l'importance du rôle que le cerveau remplit dans le jeu des appareils nerveux et l'effet général que doivent produire les passions vives et particulièrement la peur ; si, dis-je, on prend toutes ces choses en considération, on concevra, jusqu'à un certain point, l'espèce de développement de ces variétés de l'état maladif dans les circonstances qui les accompagnent. Enfin, si l'on fait attention que le fondement de ces variétés est le même que celui d'un grand nombre d'affections dites sporadiques, qu'elles sont nerveuses comme elles, qu'on peut les rapporter à la spontanéité d'affection de l'appareil ganglionnaire, on ne laissera pas une grande place au jeu du principe délétère dont on suppose l'existence, et peu s'en faudra qu'on puisse se passer de son intervention pour tout expliquer.

Je ne parle pas d'une foule d'objections qu'on pourrait faire à la doctrine des contagionistes et qu'on pourrait puiser dans les circonstances générales des épidémies.

Cependant je suis loin de désapprouver les mesures qu'on a coutume de prendre pour arrêter la propagation de la peste, de la fièvre jaune, des fièvres malignes , dites fièvres d'hôpitaux, qui ne sont que des nuances et des degrés divers d'un même état maladif. Voici pourquoi, c'est qu'il me semble que la peur joue un grand rôle dans cette propagation, et qu'il n'est guère possible de garantir les peuples de cette peur autrement que par les mesures d'usage. Il faudra bien du temps pour changer l'opinion sur ce point et pour arriver au moment où tous les hommes seront convaincus de la non contagion. C'est, d'ailleurs, aux médecins à donner l'exemple à cet égard, tant par leurs écrits que par leur conduite, ainsi que l'ont déjà fait un grand nombre (1).

Quant aux maladies externes qu'on considère comme contagieuses, je pense avec bien des médecins de notre époque qu'il y a beaucoup de raisons de douter qu'elles aient réellement ce caractère. Il est vrai que lors-

(1) Quoique je n'eusse pas besoin de voir ce qu'on appelle la fièvre jaune pour m'en faire une idée qui me semble à peu près juste , je désirai d'aller en Espagne lors de la dernière épidémie de Cadix où plusieurs médecins français montrèrent beaucoup de courage et de zèle pour les intérêts de la science et de l'humanité. J'adressai une demande au ministère d'alors qui resta sans réponse. J'ai bien regretté de n'avoir pas été à même d'entreprendre le voyage à mes frais.

que ces sortes d'affections sont véritablement externes, elles doivent être occasionnées par l'action de quelque corps étranger dont la présence échappe à nos sens. Mais il paraît bien aussiqu'elles sont susceptibles de persister par le fait seul de l'altération matérielle des parties, et sans la présence continuée de ce corps. D'ailleurs leurs progrès sont souvent dus à l'incurie ou aux vices du traitement qu'on leur oppose. C'est ainsi, par exemple, qu'on voit maintenant presque toujours la syphilis se guérir à son début par un traitement simple et méthodique, quelque soit du reste la forme sous laquelle elle se présente. On pourrait, à peu près dans tous les cas, se passer de remèdes dits spécifiques, si elle était constamment traitée de cette manière. Mais les écarts en hygiène et en thérapentique sont si fréquens, surtout chez les vérolés, qu'il n'est point du tout étonnant que la maladie fasse des progrès et s'invitère au point de devenir un mal très-difficilement guérissable.

Toutefois, soit qu'on considère ces sortes d'affections comme entretenues par la présence d'un corps étranger dans la partie malade, soit qu'on les regarde comme de simples lésions matérielles, il n'y a rien dans tout cela qui ne s'accorde bien avec les principés que j'ai posés concernant les maladies externes.

DE LA RAGE.

Il est une espèce de lésion externe qui entraîne très-souvent le développement d'une grave affection interne, c'est celle qui est le résultat de la morsure d'animaux dits enragés. Je ne saurais voir encore dans cette affection qu'une variété de l'état maladif interne, qu'un spasme violent principalement fixé sur les organes et les nerfs ganglionnaires et occasionné par la blessure extérieure.

On accorde une grande considération à un symptôme de ce genre de maladie. J'ignore jusqu'à quel point on est fondé à cet égard ; cependant je suis porté à croire que ce n'est qu'une illusion. On sent que je veux parler de la salivation qui se manifeste pendant les accès. Il est tout simple que les glandes salivaires soient excitées, comme tous les autres organes, par l'état de spasme général, qui est d'une violence extraordinaire. Ceux qui ont éventré et torturé des chiens pour des expériences, ont dû constamment remarquer que ce même phénomène se prononce au milieu du trouble profond et général que ces manœuvres occasionnent.

18

Il faut surtout faire attention à une circonstance, c'est que, dans l'accès de la rage, comme dans les expériences dont je parle, le spasme, qui est aussi brusque que violent, surprend les organes dans leur état d'intégrité, dans un temps où rien n'a encore dérangé le caractère naturel de leurs fonctions. Or, dans cette situation, il n'est pas plus surprenant que les glandes salivaires fournissent de la salive, qu'il ne l'est que la vessie et le rectum se contractent et se vident, que le cœur s'agite violemment, que l'estomac se débarrasse des matières qu'il contient, que les muscles entrent en convulsion, etc. Il est à croire qu'il en serait tout autrement si le mal agissait plus lentement.

Je doute que la salive des animaux soumis aux expériences en question fût propre à communiquer la rage. Mais ce que je sais, c'est qu'elle ne paraît pas être d'une bonne nature ; elle est de couleur roussâtre et de consistance très-visqueuse. Elle écume comme celle des animaux enragés. Je ne voudrais pas répondre des effets de son inoculation, s'il était possible d'y ajouter ceux de la terreur qu'inspire la morsure de ces derniers. Car je pense avec plusieurs médecins que cette circonstance joue un grand rôle dans le développement de la rage.

MORSURE DE LA VIPÈRE.

L'introduction du venin de la vipère dans les humeurs doit occasionner de grands ravages , parce qu'il est mis en contact avec les nerfs par de grandes surfaces. Mais je pense qu'il suffit jusqu'à un certain point de la seule irritation locale qu'il produit pour déterminer des accidens généraux , pour entraîner l'ébranlement de toute l'atmosphère nerveuse. C'est ainsi qu'on peut expliquer le résultat de plusieurs expériences faites par Fontana. Il a injecté du venin de vipère dans les veines de pigeons, et la mort suivait presque soudainement cette opération , ou bien avant qu'on eût pu croire le poison parvenu à une certaine distance du point de l'injection. Il est probable que la secousse nerveuse , produite instantanément par la présence du venin sur les parois des veines , qui ne sont pas sans nerfs, était la cause de la mort. Cette secousse d'ailleurs pouvait être très-forte et très-vive à cause de la petitesse de l'animal, et parce qu'elle était déjà commencée par les apprêts de l'expérience.

DE LA FAIBLESSE ET DE L'AGITATION GÉNÉRALES.

J'ai dit que dans tout état maladif, il y avait un ou plusieurs points d'exaltation insolite de la vitalité. La faiblesse générale qui accompagne presque toutes les variétés maladives et particulièrement celle qu'on appelle la fièvre adynamique est loin d'être une circonstance contraire à cette manière de voir, elle est plutôt une preuve en faveur de l'existence de l'exaltation interne.

Lorsque l'appareil ganglionnaire entre en état d'exaltation insolite, il attire à lui une plus grande quantité de sang et de principe moteur que de coutume, et cela au préjudice de l'appareil cérébral qui cesse d'en recevoir autant que dans l'état naturel. Il résulte de là que cet appareil s'épuise, qu'il n'influence plus les organes externes avec la même énergie, et que la faiblesse extérieure se manifeste dans les maladies, pendant que les organes internes ont eux-mêmes une surabondance nuisible de vitalité.

Ensuite le phénomène de la faiblesse est subordonné à la manière plus ou moins vive et plus ou moins forte dont s'opère l'exaltation interne. Ainsi, si cette dernière est faible et lente, la faiblesse extérieure est peu marquée. Si , au contraire , elle est vive , quoique peu intense , la faiblesse générale peut être portée à un haut degré, quelquefois même jusqu'à la syncope, c'est-à-dire, jusqu'à la suspension momentanée de toutes les fonctions organiques de l'appareil cérébral. On conçoit que cet appareil doit se comporter tout différemment, lorsque c'est brusquement ou lentement qu'il se trouve privé d'une partie du principe moteur qu'il reçoit continuellement. Une légère perte dans le premier cas peut entraîner plus de conséquences qu'une plus considérable dans le second. Un spasme interne peu intense , mais survenu brusquement, affaiblit en peu d'instans tout le système vital extérieur. C'est ce qu'on remarque dans certaines coliques , dans de simples envies de vomir , dits maux de cœur.

Le plus ordinairement, quand l'exaltation ganglionnaire vive et faible persiste , l'appareil cérébral se montre affaibli ; mais il ne l'est pas assez pour qu'il ne soit pas en même temps très - agité. Il partage sensiblement l'état d'érétisme qui fait la base de l'affection. Il y a trouble général et exaspération très-prononcée sur tous les points de la vitalité. Ce dernier caractère semble prendre le dessus sur celui de la faiblesse générale. L'exaltation interne n'est pas assez forte pour porter une grande atteinte à l'exercice de l'appareil cérébral qui reste très-agité et troublé tout le temps que celle-ci continue sur le même pied. Mais il s'épuise et s'affaiblit quand l'exaltation interne augmente d'intensité.

D'ailleurs j'ai déjà dit au commencement de cet ouvrage que l'agitation accompagnait toujours la faiblesse générale, d'une manière sensible ou non sensible ; et que la fièvre se composait de ces deux caractères. On pourrait croire qu'il n'y a aucune espèce d'agitation, lorsque la faiblesse extérieure est portée jusqu'à l'état de syncope. Cependant, je pense que le calme n'est qu'apparent, qu'il ne concerne que les grands phénomènes et que l'agitation ou l'irrégularité est encore dans les fonctions des petits vaisseaux, dans l'influence nerveuse générale, qui n'est pas entièrement éteinte. Il ne faudrait pas croire que le calme fût aussi complet dans cette portion de la vie pendant l'état de syncope, qu'il l'est pendant le sommeil. Il s'en faut beaucoup que l'exécution des fonctions générales ou de tissus soit aussi régulière dans le premier cas que dans le dernier.

Tant qu'il n'est pas entièrement éteint, l'appareil cérébral doit nécessairement partager l'érétisme accidentel qui se développe dans l'appareil ganglionnaire, en vertu de l'harmonie d'action et d'affection qui règne entr'eux. Tout état maladif interne débute donc par un érétisme nerveux général plus ou moins intense; c'est pourquoi la plupart des malades dans les premiers instans paraissent acquérir un surcroit de force générale, et ce n'est que plus tard que l'appareil cérébral s'affaiblit sensiblement. Ce moment arrive plus ou moins promptement, voilà tout. Mais en s'affaiblissant, cet appareil ne cesse pas d'être troublé. Seulement les phénomènes insolites que ce trouble détermine, sont d'autant moins prononcés que l'appareil cérébral est plus affaibli.

Il découle de ce principe une observation qui a beaucoup d'importance pour la pratique, c'est que, tant que les actes extérieurs montrent beaucoup d'exaspération, on peut être sûr que cet appareil conserve une grande énergie, et l'on doit d'autant moins craindre de l'affaiblir. Mais je ferai mieux sentir plus loin la valeur de cette réflexion.

FIÈVRES DITES ADYNAMIQUE ET ATAXIQUE.

Lorsque l'exaltation interne est lente et forte en même temps, la faiblesse extérieure est très-grande; mais l'agitation générale est aussi très - prononcée. Cela se conçoit : le spasme interne, étant porté à un haut degré d'intensité , attire nécessairement dans les parties ganglionnaires une forte partie du principe nerveux. Mais, d'un autre côté, comme ce spasme a un caractère de lenteur très-prononcée, il ne peut causer l'épuisement de l'appareil cérébral. Celui-ci continue de recevoir, par la circulation qui s'exécute toujours dans ces cas d'une manière telle qu'elle, de nouvelles quantités de principe moteur , et conserve même assez de force pour pouvoir participer à la violente exaspération de l'appareil ganglionnaire.

Telle est, à mon avis, la base du mécanisme de la variété pathologique qu'on appelle fièvre adynamique ou putride. Il arrive souvent même qu'il se développe dans quelques points de son étendue des phénomènes extraordinaires qui dénotent que l'appareil cérébral conserve beaucoup de force. Il se manifeste , soit de vives et fréquentes contractions musculaires, soit du délire, soit des engorgemens de glandes , etc. Ces circonstances ont fait donner à cette variété maladive le nom de fièvre ataxique.

DE LA PESTE, DE LA FIÈVRE JAUNE, DU TÉTANOS, etc.

Enfin, que se passe-t-il, lorsque l'exaltation interne est vive et forte tout ensemble ? dans les premiers instans, l'appareil cérébral entre aussi lui dans un état très-violent d'érétisme ; d'où il résulte des symptômes très-variés et très-prononcés : tels que des vertiges, des hémorragies nazales ou auriculaires, des convulsions musculaires, des sueurs froides, de la salivation, des engorgemens, de soudaines éruptions cutanées, etc. Mais il est pourtant facile aussi de reconnaître dès le principe que la faiblesse ou un épuisement profond se trouve mêlé à tout cet appareil d'exaspération, quelque intense qu'il puisse être. D'ailleurs cet état ne peut durer long-temps sans être bientôt suivi d'une espèce d'anéantissement général causé par l'épuisement plus ou moins grand de l'appareil cérébral. Il est même souvent terminé par la mort qui commence toujours par l'extinction totale de cet appareil. Tel est, je crois, le mécanisme fondamental des variétés de l'état maladif, auxquelles on a donné les noms de fièvres pernicieuses intermittentes, de rage, de tétanos, de fièvre jaune, de peste, etc.

On a assez généralement l'habitude de placer le siége de ces sortes d'affections dans le système nerveux, par la raison qu'on ne sait où le placer ailleurs. Il est certain que pour s'en faire une sorte d'idée, on est bien obligé de porter ses regards sur de grandes surfaces. On ne peut s'arrêter ici, comme on fait dans presque tous les autres cas, à la considération d'un point circonscrit de la vie. Il est évident, pour tout le monde, que le trouble porte sur toute l'économie, qu'il en affecte presque également tous les ressorts. Eh bien, ce qui est si manifeste dans ces cas, existe dans toutes les autres variétés de l'état maladif interne.

Ceci est une vérité qui est fondée, non-seulement sur les principes de physiologie pathologique que j'ai indiqués et qui me paraissent dériver du mécanisme fondamental de la vie, mais encore sur l'observation presque constante des phénomènes maladifs eux-mêmes : en effet, il y a très-peu de variétés maladives où il ne soit pas possible d'apercevoir des signes non équivoques d'affection générale. C'est pure illusion, si, jusques-là, on n'a pas vu de cette manière.

DES SUEURS DANS L'ÉTAT MALADIF.

On a coutume de faire jouer un grand rôle aux sueurs dans les maladies. Ainsi, l'on considère leur suppression comme cause de nombreuses affections et l'on attribue fréquemment la guérison à leur rétablissement. Je dois m'expliquer sur ces deux propositions de physiologie médicale, car je suis bien loin de les envisager comme on le fait généralement.

On observe journellement que des individus, en état de sueurs, tombent malades, s'ils viennent à être frappés par un air frais, s'ils passent d'une atmosphère chaude dans une atmosphère froide. Or, on dit que c'est parce que la transpiration est supprimée ou répercutée qu'il survient du trouble dans la vitalité. Le fait est que cette fonction, comme toutes les autres, s'altère dans le développement du mal, qu'elle paraît diminuée, et que la peau est rude et sèche au toucher.

Mais, d'abord, est-il bien vrai que la transpiration insensible soit moins abondante dans les premières périodes des maladies aiguës qu'elle ne l'est dans l'état naturel? je suis porté à croire le contraire, malgré cette apparence dont je parlais toute à l'heure, et malgré l'état de la peau. Dans les premiers temps du mal , la vitalité toute entière est en état d'exaltation insolite. Celle de la peau ne doit pas faire exception.

La transpiration doit seulement diminuer ou se supprimer lorsque, par suite des progrès de l'affection , le spasme interne a acquis une intensité telle, qu'il attire à lui la plus grande partie du principe de vie , et que l'appareil nerveux cérébral commence à tomber dans l'anéantissement. D'ailleurs, il faut remarquer qu'il est des cas où l'état maladif acquiert ce caractère presque dès son début ; mais ce n'est pas seulement à ces cas qu'on applique la théorie de la suppression des sueurs.

Il est bien démontré à mes yeux que c'est encore ici un effet pris pour une cause. L'altération de la transpiration n'est pas plus la cause du mal que la perte de l'appétit, que l'état insolite de la langue, que le trouble des battemens du cœur, etc., ainsi que tous ces symptômes, elle n'en est que la suite ou la conséquence.

Un individu, qui est en état de sueurs , est beaucoup plus propre qu'un autre à contracter une maladie par l'effet d'un air froid. A mon avis , voici pourquoi : c'est que cet état n'est autre chose que quelques degrés d'exaltation insolite de l'atmosphère nerveuse toute entière et principalement de la portion cérébrale. Toutes les papilles nerveuses, particulièrement, sont beaucoup plus épanouies que de coutume, et, par conséquent, plus accessibles au contact de l'air. Or, on conçoit facilement qu'une impression de froid peut porter l'exaltation nerveuse déjà existante au-delà de ses limites naturelles. Il en résulte un ébranlement considérable de toute la vitalité, qui, à la faveur de la spontanéité d'affection départie aux organes internes, persiste et s'accroît de lui-même. Ainsi, quoique l'action de l'air soit souvent très-passagère, elle produit une affection durable : et il ne faut pas chercher d'autre cause entrenante, que ce dernier caractère de la vitalité.

Ce n'est qu'à la suite de ce trouble, moitié provoqué, moitié spontané, que la transpiration cutannée s'altère, ainsi que toutes les autres fonctions de l'économie.

Les sueurs qui surviennent quelquefois pendant le cours d'un état maladif, sont plutôt l'effet que la cause du retour de cet état vers celui de la santé. Cet effet ne se manifeste, ordinairement, que lorsque ce retour s'opère d'une manière plus ou moins brusque; il n'a guère lieu dans les cas où la guérison est lente à s'établir.

Voyez ce qui arrive dans les accès de fièvre intermittente. Dans les premières périodes , le spasme interne, plutôt à cause de son caractère d'acuité qu'à cause de son intensité , attire à lui presque toute la puissance nerveuse, paralyse la portion de cette puissance qui s'exerce habituellement sur les fonctions extérieures et particulièrement celle qui préside à la vitalité de la peau. De là résulte la suppression apparente ou réelle des sueurs et la sensation de froid que le malade éprouve. Mais au bout de quelques heures , le spasme interne cesse ou diminue de lui-même ; l'action nerveuse rentre dans ses limites ordinaires, l'appareil cérébral recouvre toute son action sur les organes externes ; les fluides, qui s'étaient concentrés avec la vie vers l'intérieur, se reportent vers l'extérieur : ils arrivent en surabondance dans les vaisseaux exhalans de la peau. Or , il n'est pas étonnant que ces vaisseaux se déchargent par la transpiration. Mais cette surabondance de fluides dans les vaisseaux de l'extérieur, n'a véritablement lieu que parce que leur reflus s'opère d'une manière brusque. Si l'équilibre entre les deux appareils nerveux se rétablissait lentement dans tous les cas , on verrait bien rarement, pour ne pas dire jamais, l'écoulement des sueurs dans le cours des maladies.

Comme toutes les fonctions tant internes qu'externes se dérangent par l'effet du spasme ganglionnaire, et que toutes reprennent brusquement leur cours naturel après la cessation de ce spasme; il arrive fréquemment aussi que le dégorgement du réservoir général des fluides s'opère par les urines. Au reste, ce dégorgement a lieu souvent, et peut-être toujours, par les trois voies de la décomposition en même temps, par les exhalations urinaires, cutanées et pulmonaires.

Pour que l'état de sueurs s'établisse chez un malade, il ne faut donc pas que l'appareil nerveux cérébral soit trop affaibli, il doit jouir de presque toute son activité; aussi n'observe-t-on, en général, ce phénomène que dans les cas ou le spasme interne est peu intense, ou le trouble général de la vitalité n'est pas porté à un haut degré. Ou bien ce trouble est faible par lui-même, ou bien il perd de son intensisé, après avoir été violent d'abord, comme dans les cas de fièvre que j'ai cités plus haut. J'ai presque toujours remarqué une coïncidence entre un pouls plein, élevé et peu agité, et l'état de moiteur de la peau. Il est d'ordinaire, au contraire, de trouver un pouls de mauvaise nature avec l'état de sécheresse de cette membrane.

Ainsi, on peut considérer les sueurs dans l'état maladif comme un symptôme d'un favorable augure, non pas que ce soient elles qui guérissent, comme on le pense, mais parce qu'elles annoncent en général un caractère de bénignité dans le mal. On peut pronostiquer avec assez d'assurance, quand on les voit survenir, que le danger n'est pas grand, et que la guérison s'approche.

Il n'y a pourtant pas long-temps que j'ai observé un cas d'exception bien remarquable. Mais il n'y avait pas à s'y méprendre, parce que les sueurs abondantes qui avaient lieu étaient accompagnées d'autres symptômes extrêmement fâcheux. Je n'ai pas hésité à prononcer qu'elles n'étaient qu'un indice de plus de l'extrême gravité du mal. Les médecins du malade et les assistans pensaient tout le contraire, et cela, sans doute, par suite des préjugés qui existent sur ce point. La mort de ce malade n'a que trop justifié mon pronostic. Je dois observer d'ailleurs que le sujet n'était pas encore dans un état d'affaiblissement très-prononcé, quand les sueurs se sont manifestées, et que cela a eu lieu seulement après les premiers huit jours de la maladie. La mort n'est survenue que plus de douze jours après la cessation des sueurs. Tout prouve que dans le temps qu'elles existaient, il y avait encore beaucoup d'étoffe chez ce malade.

Au reste, je ne conteste pas qu'une abondante évacuation de sueurs puisse hâter la
guérison, une fois qu'elle est établie ou commencée ; seulement je pense qu'elle n'est
qu'une circonstance concomitante de la ré-
mission du mal, et qu'elle n'est pas d'une
grande nécessité. L'affection peut très-bien
guérir sans elle. Sa présence et sa disparution ne dépendent pas du séjour ou de l'issue
des sueurs, sa présence surtout. J'attache à
ce phénomène de la transpiration une importance bien moins grande que celle qu'on
y attache généralement.

Cependant je m'empresse de remarquer
que plusieurs de ces considérations ne peuvent s'appliquer à tous les cas de sueurs. Elles
sont fondées, en général, pour ce qui a rapport au caractère aigu de l'état maladif. Mais
il n'en est pas tout-à-fait ainsi pour le caractère de chronicité de cet état.

Ainsi, par exemple, j'ai dit que les sueurs
dénotaient un faible degré dans l'intensité
du mal. Cela est vrai , dans la plupart des
variétés aiguës de l'état maladif, (j'en excepte
les sueurs froides, dont je vais parler plus
bas ,) mais elles peuvent accompagner certaines variétés chroniques qui ont beaucoup
de gravité. Voici comment je me rends
compte de cette circonstance : J'ai dit ailleurs

que dans l'état chronique des maladies, les ressorts de la vie s'habituent jusqu'à un certain point à leur état anomal ; le mécanisme pathologique est bien différent que dans les cas d'affection aiguë ; l'appareil nerveux cérébral conserve ou recouvre presque toute son action, et les fonctions extérieures peuvent s'exercer d'une manière telle qu'elle, quoique l'affection interne soit quelquefois portée à un très-haut degré. La présence de cette affection peut donc très-bien déterminer les sueurs. C'est ce qu'on voit arriver fréquemment dans ce qu'on appelle la phthisie pulmonaire, qui, à mes yeux, n'est qu'une variété chronique du spasme de tout l'appareil ganglionnaire, très-souvent compliquée d'altérations matérielles dans les poumons, ou sur tout autre point de l'intérieur.

Quand l'affection interne est portée à un très-haut degré, comme vers la fin des variétés chroniques, il se manifeste souvent des sueurs froides. L'appareil cérébral reçoit de vives secousses, mais comme il est en même temps presque épuisé, il ne peut réagir que très-faiblement sur les organes externes. Il n'est plus propre à entretenir la chaleur extérieure. La sueur est accompagnée d'une sensation de froid. Ce phénomène se présente aussi quelquefois vers la fin des variétés aiguës, lorsqu'elles ont une issue funeste.

Enfin, il survient des sueurs froides, lorsque les deux appareils, dans un moment de santé, viennent à être frappés subitement d'une vive secousse. Cela se passe encore d'après les mêmes lois de vitalité, c'est-à-dire, que l'appareil cérébral est considérablement agité et affaibli en même temps. Ceci s'observe à la suite des vives passions de l'âme, comme la peur, une affligeante nouvelle, etc. Quand l'effet des passions est moins prompt, la période d'affaiblissement est précédée d'une période d'excitation générale plus durable et plus sensible que dans le premier cas. C'est ce qui arrive dans les violens accès de colère, d'amour ou de jalousie. On ressent un excès de chaleur générale avant d'éprouver un sentiment de faiblesse et de refroidissement. Il est rare que l'effet de ces passions soit porté jusqu'à ce dernier phénomène, mais ce n'est pas sans exemples, et il peut même déterminer un spasme durable de toute la sphère ganglionnaire, causer une véritable fièvre avec ses périodes de froid et de chaud. Enfin, on l'a vu occasionner la mort d'une manière presque subite.

D'ailleurs, comme je crois l'avoir déjà dit dans un autre endroit, l'excitation générale

précède toujours la faiblesse et l'état de syncope même. Seulement il y a des cas où les
deux périodes se succèdent si rapidement,
que la première ne peut pas être aperçue.

Ainsi, c'est donc parce que l'effet des passions est éminemment excitant, qu'il devient
débilitant ; il n'a pas seulement ce dernier
caractère, comme on le dit ordinairement.

TRAITEMENT

DE

L'ÉTAT MALADIF, EN GÉNÉRAL.

MAINTENANT je crois en avoir assez dit sur le mécanisme de l'état maladif, pour passer au traitement général de cet état. Je rappellerai cependant en peu de mots plusieurs points fondamentaux de la doctrine que je viens d'exposer très-succinctement.

Ainsi, on sait que la vie des animaux est due à l'existence d'un principe moteur, unique et universel, et d'un réservoir ou foyer particulier où ce principe est accumulé en grande quantité, pour être départi aux organes suivant leurs besoins. Ce réservoir, particulier pour les animaux, est le système nerveux. C'est lui qui donne l'impulsion à tout, dans la vie, et principalement à tous les phénomènes

sensibles. Ceux qui se passent hors de l'influence immédiate des nerfs sont très-obs-
curs, et d'ailleurs ils sont dus à l'action du
même principe que ces organes dirigent. Il
leur est porté par le sang seulement : cependant, comme la circulation sanguine est elle-
même soumise à l'influence nerveuse, les
phénomènes en question reçoivent médiatement cette influence.

Cela pourrait expliquer, jusqu'à un certain
point, quelques cas de maladie qu'on observe
dans des parties qui paraissent dépourvues de
nerfs, comme dans les os, par exemple. Il me
semble que beaucoup d'affections de ces organes ne sont point étrangères à un trouble
antérieur ou concomitant de l'atmosphère
nerveuse : c'est-à-dire, qu'elles seraient dépendantes de ce trouble. C'est dans ce sens qu'on
pourrait dire que les maladies des os mêmes
sont des maladies nerveuses. Aucune partie
de l'organisation ne serait donc soustraite à
l'influence des nerfs, tant dans l'état naturel
que dans l'état anomal de la vie.

Le principe moteur se trouve dans toutes
les humeurs et tous les tissus de l'organisation.
Le sang en contient une très-grande quantité ;
c'est lui qui le verse dans les nerfs. Il y a circulation continuelle de ce principe, du sang
dans les nerfs et des nerfs dans le sang et

toutes les autres parties tant solides quefluides. Il résulte de là que toute espèce d'évacuation pourrait diminuer ou affaiblir l'action du système nerveux. Mais comme la communication des nerfs est plus libre avec les vaisseaux sanguins qu'avec toute autre espèce de conduits, qu'elle est plus directe et qu'elle a lieu sur un plus grand nombre de points, l'évacuation du sang opère une diminution beaucoup plus prompte du principe nerveux que toute autre évacuation. C'est par elle qu'il est très-facile d'affaiblir l'influence nerveuse.

Ensuite, un autre grand avantage que la saignée a sur toute autre évacuation, c'est qu'elle peut s'opérer sans occasionner une forte secousse nerveuse, sans risquer d'augmenter l'affection spasmodique qu'on veut guérir.

Ce n'est au contraire qu'en irritant ou excitant plus ou moins qu'on obtient les autres évacuations ; ce n'est qu'en communiquant de nouvelles secousses à la sphère nerveuse déjà trop ébranlée. Du reste, quand l'érétisme n'est pas trop grand par lui-même, ou qu'il n'a pas un caractère trop prononcé d'acuité, on peut tout aussi bien réussir en provoquant l'évacuation des sueurs, de l'urine ou des matières bilieuses, qu'en opérant des saignées. Je ne m'étonne pas du tout qu'on ait guéri souvent par ces différentes voies.

INDICATIONS DE L'ÉTAT MALADIF INTERNE, ET MANIÈRE D'AGIR DES MOYENS CURATIFS GÉ-NÉRAUX.

La principale indication qui se présente dans tout état maladif interne, est de rétablir l'équilibre entre les deux appareils nerveux, et de les faire rentrer dans leurs limites naturelles. On parvient à ce but de deux manières, ou bien en affaiblissant les deux appareils, quand ils sont trop exaltés l'un et l'autre, ou bien en exaltant le cérébral, lorsqu'il se montre trop affaibli, sans exalter le ganglionnaire, qui l'est toujours trop de lui-même.

C'est, en effet, de ces deux manières qu'on peut faire agir à peu près tous les moyens curatifs généraux connus en médecine, si l'on sait les appliquer à propos. Tous doivent tendre à rétablir l'équilibre entre les deux appareils nerveux. Le fait est qu'ils portent sur ces deux fondemens de l'existence plutôt que sur telle ou telle autre partie de l'organisation, comme on le pense. Ils sont tous antispasmodiques, mais chacun à leur manière, les uns en affaiblissant, et les autres en excitant le système nerveux ; il en est qui réunissent ces deux caractères tout à la fois.

Il ne s'agit que de savoir mesurer leur action avec le degré de violence des secousses insolites que l'atmosphère nerveuse éprouve, et dont elle conserve l'impression. Tel moyen calme et apaise le trouble nerveux, lorsque celui-ci n'existe qu'à un faible degré, et l'exalte quand il est plus fort.

DES MÉDICAMENS DITS VULGAIREMENT ANTI-SPASMODIQUES.

Ceux qu'on connaît vulgairement sous le nom d'antispasmodiques conviennent, en général, dans les variétés maladives qui ont peu d'intensité. Presque tous agissent en produisant une excitation plus ou moins forte sur tout le système nerveux, particulièrement sur l'appareil cérébral, en sorte qu'ils peuvent nuire lorsque le trouble de ce système a beaucoup de vivacité ou de violence ; il me semble qu'on en fait souvent un usage abusif. D'un autre côté, ils peuvent très-bien réussir dans certains cas qu'on considère à tort comme des inflammations, et qui ne sont ordinairement que de légères irritations ou exaltations nerveuses générales.

En général, on peut se permettre l'emploi de ces médicamens, lorsque le pouls est peu agité, faible ou mou. J'en fais moi-même un

grand usage dans ces cas ; je les trouve très-
propres à relever l'action de l'appareil cérébral, et par conséquent celle de l'appareil
circulatoire. Ils peuvent être dangereux
lorsque le pouls est élevé, agité, plein ou
dur.

DES VOMITIFS ET DES SUDORIFIQUES.

J'ai dit qu'il existait des moyens curatifs
qui ont la double propriété d'affaiblir et d'exciter en même temps les deux appareils nerveux. Les vomitifs et les sudorifiques paraissent être dans ce cas. Ils sont débilitans parce
qu'ils provoquent l'issue d'une certaine
quantité de fluides et de principe nerveux ;
ils sont excitans parce qu'ils déterminent une
secousse plus ou moins forte sur les appareils
nerveux, et surtout sur le cérébral. Il résulte
de là qu'il est possible d'obtenir de très-heu-
reux effets de l'emploi de ces moyens, particulièrement lorsque le spasme interne a peu
d'intensité.

Mais il faut observer qu'il est bien difficile
de proportionner la secousse générale, que
provoque l'action de ces moyens, avec le
degré de celle qui existe déjà, sans courir le
risque d'augmenter cette dernière : c'est
pourquoi il y a très-peu de prudence

à les mettre en usage, quand le trouble nerveux paraît intense. Toutefois, il est à regretter qu'on ne puisse pas si impunément
provoquer l'issue de la bile ou des sueurs que
celle du sang, car on contenterait bien des
malades qui, enchaînés par l'empire de l'habitude et du préjugé, ne veulent entendre
parler que de ces deux espèces de médications. Je répète, au reste, qu'elles peuvent
très-bien réussir dans certaines variétés de
l'état maladif. Le vomissement peut avoir un
plein succès lorsque ce dernier se montre avec
un faible caractère d'intensité. Ce qu'on appelle très-improprement un embarras gastrique ou une affection bilieuse, n'est souvent
qu'un léger degré d'exaltation insolite de la
sphère nerveuse ganglionnaire. Le pouls est
à peine altéré ; quelquefois il ne l'est pas d'une
manière sensible.

Le mode d'action des vomitifs semble même
très-approprié au mécanisme de l'état maladif,
au rôle qu'y jouent les deux systèmes nerveux.
La présence de ces sortes de médicamens
dans les voies digestives, y attire une grande
quantité de fluides de plusieurs espèces, qui
entraînent beaucoup de principe nerveux. Ils
débarrassent ainsi les organes qui en étaient
surchargés, et cela d'autant plus facilement,
qu'ils agissent directement sur les organes et

les nerfs qui sont le principal siége de l'état
maladif.

Toutefois, ce n'est là qu'un avantage subordonné au degré du mal. Ce n'est que
lorsque ce degré est très-faible qu'on peut
se permettre ce genre d'excitation, car pour
peu qu'il soit élevé, ce serait une pratique
très-inconsidérée, précisément par la considération même que l'excitation a lieu directement sur les organes principalement
affectés.

D'un autre côté, comme l'estomac reçoit de
fortes branches nerveuses de l'appareil cérébral, les vomitifs agissent aussi directement sur
cet appareil, et lui communiquent une secousse
plus ou moins forte qui concourt souvent à
le faire rentrer dans son assiette ordinaire.

D'ailleurs on ne peut guère s'empêcher de
reconnaître que l'état d'érétisme insolite
des organes internes est susceptible de provoquer par lui-même l'accumulation, dans les
premières voies, de matières dites saburrales;
et que la présence de ces matières constitue
une complication plus ou moins aggravante
de l'état maladif. Alors l'évacuation pure et
simple de ces matières peut avoir un heureux
résultat. On doit surtout y avoir recours, quand
on a la certitude que l'état maladif est occasionné et entretenu par l'introduction dans

l'estomac de substances nuisibles, soit par leur nature, soit par leur quantité.

En définitif, je suis de l'avis de ceux qui pensent que les vomitifs et les purgatifs ont fait et font tous les jours un tort considérable à l'humanité. Je crois qu'ils font un grand nombre de victimes, et que ce sont eux prin-palement qui font dégénérer les variétés aiguës de l'état maladif en ces hideuses variétés chroniques dont les malades se délivrent si rarement. Mais il est vrai qu'ils y parviennent de plusieurs manières : d'abord parce qu'ils exaltent souvent le mal au lieu de l'affaiblir; ensuite, et surtout, parce que la confiance trop grande qu'ils ont malheureusement inspirée, leur fait prendre la place de moyens moins hasardeux, plus efficaces et plus rationnels.

Souvent ils n'ont que l'inconvénient d'éloigner les bonnes méthodes de traitement, et je pense qu'il est bien des cas où l'on exagère le danger de leur action. Il ne faut pas un degré très-élevé d'irritation pour faire contracter l'estomac et les intestins d'une manière insolite. J'observe souvent que cela a lieu sans s'accompagner d'une secousse générale bien sensible, et je ne suis pas très-étonné que ces moyens en question ne produisent pas tout le mal qu'ils sembleraient devoir produire dans bien des cas. Dans ma pratique, je cède par fois aux désirs des malades, dans la seule pensée que cela ne peut leur faire de mal ; mais je dois avouer que j'ai eu très-peu d'occasions de me féliciter de cette condescendance, dans l'intérêt des malades.

DES PURGATIFS.

Les purgatifs ne paraissent être qu'évacuans et débilitans à la manière des saignées. S'ils produisent une secousse générale, elle est sourde et peu sensible. Cela dépend, je crois, de ce que leur action se passe surtout sur les intestins qui ne reçoivent que des nerfs ganglionnaires. Ces nerfs sont moins mobiles et moins irritables que les cérébraux. L'emploi des purgatifs peut être avantageux dans des cas où le mal est peu intense, où la fièvre n'est pas sensible. Mais comme ils agassent nécessairement les parties avec lesquelles ils sont en contact et, par conséquent, tout l'appareil nerveux qui est le principal siége de l'affection, ils peuvent être très-dangereux dans les variétés maladives qui se montrent avec quelque intensité, ou avec un caractère aigu.

C'est surtout dans les variétés chroniques de l'état maladif que le danger des purgatifs paraît moins sensible. La vitalité est comme accoutumée à son changement d'état ; l'atmosphère nerveuse, à force d'avoir été ébranlée, est beaucoup moins susceptible

(3o3)

de l'être de nouveau, et l'on peut, avec
moins d'inconvénient, administrer les purgatifs, même à haute dose et à plusieurs
reprises. Il n'est pas étonnant qu'on réussisse
quelquefois, par cette méthode, à dégorger
les organes malades, et à rétablir toute la
vitalité dans ses limites naturelles. Ce ne
peut être d'ailleurs qu'avec des évacuations
souvent réitérées qu'on parvient à ce but,
car lorsque l'état maladif a acquis un caractère de chronicité, il n'est pas susceptible
de disparaître promptement. Ce n'est que
peu à peu que les ressorts de la vie reprennent leur équilibre naturel. Ainsi, si l'on
veut réussir, par les purgatifs, dans les maladies chroniques, il faut donc les employer
avec beaucoup d'extension. Autrement on
peut être assuré de faire empirer la maladie au lieu de la faire cesser. C'est de cette
manière que certains remèdes empiriques
obtiennent des succès, souvent au grand
étonnement des médecins, qui ignorent
la vraie physiologie. Mais le fait est néanmoins que c'est une méthode extrêmement
hasardeuse, parce qu'on ne peut pas mesurer ses effets à l'étendue et au caractère
du mal, non plus qu'au degré de susceptibilité
ou d'irritabilité du malade. Je ne présume
pas qu'il m'arrive jamais de la conseiller,

quoique je ne puisse pas la condamner tout-
à-fait. Je suis bien persuadé qu'elle a fait
jusqu'ici beaucoup plus de mal que de bien.

Du reste, les vues qui dirigent les médecins
dans l'emploi des purgations, sont la plupart ou
fausses ou incomplètes, comme sur beaucoup
d'autres points de la science. Ainsi, disent-
ils, il faut, dans les maladies, tenir le ventre
libre. Et pourquoi ? n'est-il pas naturel que
les fonctions du ventre soient dérangées
dans l'état maladif, comme toutes les autres
fonctions ? pour mon compte j'observe que,
dans la plupart des variétés aiguës de l'état
maladif, les déjections alvines se suppriment
dès le commencement de l'affection et ne
se rétablissent d'elles-mêmes que sur la fin.
Je ne trouve rien de plus extraordinaire
à cela qu'à la perte de l'appétit, qu'au
trouble de la circulation ou de la respiration, etc. ; et je ne vois pas qu'on doive y
attacher plus d'importance. Chercher à rétablir les selles, c'est ne faire qu'une médecine de symptômes, c'est comme si on
voulait traiter le dérangement de chaque
fonction en particulier. Il paraît que l'état
spasmodique qui s'est emparé des intestins,
comme de tous les autres organes internes,
dérange leur action naturelle et met obstacle à
la circulation des matières qu'ils renferment.

On risque de faire beaucoup de mal, en voulant les forcer à se débarrasser de ces matières.

D'autrefois, au contraire, cet état spasmodique les dispose à des sécrétions muqueuses très-abondantes, et à expulser les matières contenues dans leur intérieur, à mesure qu'elles s'y accumulent. D'ailleurs, cette différence paraît assez peu importante par elle-même, c'est-à-dire, qu'elle n'a qu'une influence peu marquée sur le caractère du mal.

Dans ma pratique je m'efforce de remplacer les purgatifs par les lavemens adoucissans, dans les cas de constipation, comme dans ceux où il y a dévoiement. Je crois qu'ils diminuent l'érétisme accidentel des organes qu'ils arrosent, et qu'ils les disposent ainsi à se débarrasser des matières qui sont accumulées dans leur intérieur. S'ils n'opèrent pas ce dernier effet, j'en augure que l'érétisme est porté trop loin, et je continue à les faire administrer, comme bains internes, bien certain qu'ils n'opèreront d'évacuations qu'au moment où le mal aura perdu de son intensité. Ainsi, je les emploie, comme beaucoup de médecins le font maintenant, plutôt comme topiques émolliens que comme évacuans. Je pense que dans la plupart des cas on ne doit pas chercher à obtenir d'autre résultat.

D'ailleurs, quoique le plus ordinairement ce ne soit là qu'un petit moyen, un moyen très-secondaire de guérison, il me semble qu'on devrait l'employer avec plus d'extension qu'on a coutume de faire.

L'habitude où l'on a été jusqu'ici d'entretenir à toute force ce qu'on appelle la liberté du ventre, et ce qu'on pourrait, peut-être, avec plus de justesse, appeler son état de gène et d'embarras, doit bien moins étonner que celle d'administrer des vomitifs à un malade par la raison qu'il vomit déjà ou qu'il a envie de vomir. Je compare cette action à celle d'un médecin qui, dans une hémorrhagie de l'utérus, injecterait dans cet organe un médicament propre à le faire saigner davantage, et dans la vue de le débarrasser du sang dont il paraît gorgé. Je crois qu'on peut dans bien des cas purger ou faire vomir impunément et même avec succès : j'ai déjà dit les motifs de cette manière de voir. Mais se livrer, dans tous les cas, à cette pratique par la seule raison que le malade a des nausées ou qu'il vomit, et dans la vue de débarrasser l'estomac, c'est une conduite qui me paraît peu raisonnée et bien peu physiologique. M. Broussais a eu

beau jeu sur ce point comme sur tant d'autres
où il a répandu d'excellentes idées.

Cette disposition de l'estomac annonce
évidemment qu'il partage l'état d'érétisme
général; et si les vomitifs n'augmentent pas
toujours le mal, c'est parce que cet érétisme
est souvent à un faible degré, et que l'évacuation et la secousse cérébrale que ces moyens
provoquent, sont plus favorables que n'est
nuisible l'irritation qu'ils portent sur l'estomac. J'ai déjà dit que cette irritation est réellement bien moins grande qu'elle ne semble
être. Ne voit-on pas tous les jours des individus vomir spontanément sans être bien malades? ne dit-on pas qu'il y a dans le monde
des gourmands parasites qui ont l'habitude de
se faire vomir, pour recommencer à manger?
combien de personnes bien portantes à qui
un rien fait soulever le cœur, comme on a
coutume de dire,

DU POULS

ET

DES ÉVACUATIONS SANGUINES.

LA pratique de la médecine serait bien bornée et bien pauvre, avec tout son luxe pharmaceutique, si elle était privée de la saignée. Mais qu'on est loin de connaître toute l'étendue des avantages qu'on peut retirer de ce moyen, le plus physiologique et le plus rationnel de tous les curatifs du monde. Le plus héroïque de tous les calmans, qui pourrait être de presque tous les cas, de toutes les variétés maladives? mais pour faire comprendre ce que j'ai à en dire, je dois encore revenir sur quelques points généraux de la doctrine que je professe.

J'ai déjà dit plusieurs fois que l'exercice des vies particulières de chaque organe, ainsi que celui de la vie générale, dépendait de l'action simultanée et de l'harmonie des deux appareils nerveux. Sans ce concours il n'y aurait, ni vies particulières, ni vie générale. Les fonctions ne sauraient s'exécuter sous l'empire exclusif de l'un ou de l'autre appareil. Tous deux s'entr'aident et se soutiennent mutellement. Il résulte de là que le caractère d'une fonction indique la disposition de ces deux appareils, c'est-à-dire, l'état de la vitalité générale. Ainsi, si tel phénomène de l'organisation s'exécute régulièrement, on doit en tirer la conséquence que la vitalité générale est bien disposée, que l'équilibre entre les deux appareils nerveux est parfait. Si, au contraire, ce phénomène se montre altéré, on doit en tirer la même conséquence dans un sens inverse par rapport à la vitalité générale; et le degré d'altération de l'un indique le degré de l'altération de l'autre.

Tous les actes de la vie, accessibles à nos sens, pourraient servir de guide à cet égard, mais il en est quelques – uns qui sont plus propres que d'autres pour cette fin. Ainsi que je l'ai déjà dit ailleurs, cela tient au mode d'organisation et à la position des organes qui les exécutent. Le cœur, par exemple, dont les mouvemens sont très-développés, très-accélérés et très-palpables, est le guide le plus sûr et le plus facile à consulter. La moindre altération survenue dans ses battemens se fait sentir et apprécier par le toucher. On peut calculer toutes les variations auxquelles ils sont assujettis. Les autres organes peuvent bien, jusqu'à un certain point, fournir aussi eux des inductions cartaines, mais non d'une manière si caractérisée et si constante que le cœur. On sent bien qu'il n'est pas si facile de saisir toutes les modifications de la respiration, de la digestion, des sécrétions, que celles de la circulation sanguine, quoiqu'elles se rattachent tout aussi bien qu'elle à l'action simultanée des deux appareils nerveux. Ainsi, les battemens du cœur vont être notre principale boussole pour nous guider dans l'appréciation de l'état anomal de ces deux appareils, et, en même temps, pour nous éclairer dans l'emploi de la saignée.

D'ailleurs je regarde ce point de physiologie pathologique comme de la plus haute importance, et j'appréhende beaucoup de ne pas m'expliquer assez clairement. En effet, c'est ici, pour ainsi dire, l'application de la doctrine toute entière que je m'efforce de développer, à la pratique même de la médecine. Je veux montrer que cette application

est la conséquence toute naturelle des principes de physiologie que j'ai enseignés et
que je soutiens pour être véritables. Elle est,
comme tout le reste, fondée sur des raisonnemens qui me paraissent péremptoires , et ,
d'ailleurs, sur de nombreux essais, sur une
expérience à laquelle j'ai donné toute l'extension que j'ai pu. Toutefois je regrette beaucoup de n'avoir pas été jusques - là à même
de la porter aussi loin que j'aurais désiré.
J'ai dans mes principes une confiance sans
bornes, et je pense qu'ils tourneraient au
grand avantage de l'humanité, si j'étais assez
heureux pour parvenir à les faire comprendre.
Les règles de la pratique, pour le plus grand
nombre des cas , me semblent maintenant
d'une clarté qui les place bien au - dessus de
celles qu'on a enseignées jusqu'à présent.

Avec les signes que fournissent les contractions du cœur, on pourrait, jusqu'à un certain point, se passer de l'examen de presque
tous les autres. La plupart du temps, quand
j'aborde un malade, je me borne à l'explo-
ration du pouls et à l'aspect de l'habitude
extérieure du corps. Je lui égargne cette
série de questions, pour la plupart oiseuses,
qu'ont coutume de faire les médecins.

Pour cela, cependant, il n'est pas besoin
d'une analyse du pouls si minutieuse qu'on

pourrait le croire. Les caractères que je reconnais à ce signe, sont peu nombreux, mais
je leur donne une signification très-étendue.
Ainsi, quand le pouls est à son degré naturel
d'élévation et de régularité, cela m'annonce
que les deux appareils nerveux sont dans un
état d'équilibre parfait et que leur action est
entière. Est-il fort, élevé, grand, développé
plus que coutume, j'en conclus que les deux
appareils sont l'un et l'autre en état d'exaltation insolite ou d'érétisme accidentel. S'il est
petit, faible, concentré, mou, cela signifie
que l'appareil cérébral baisse et s'affaiblit,
et que l'autre appareil, au contraire, s'exalte
de plus en plus. Celui-ci semble gagner
en forces ce que l'autre en perd. Mais on
sait déjà que ce n'est pas la même chose pour
l'exercice de la vie générale, ainsi que pour
les vies particulières. Tout se trouble, tout
se pervertit ou s'anéantit, quand l'équilibre,
entre les deux appareils, est détruit. C'est
d'ailleurs à ce mécanisme nerveux, qu'il faut
attribuer cet état de trouble extraordinaire
et si sensible qui s'empare de tous les organes
internes d'un malade qui touche à sa fin, et
celui d'anéantissement qui paraît dans tous
les organes externes. Il semble que le principe de vie et de mouvement ait abandonné
les derniers, pour se concentrer tout entier
sur les autres.

Du reste, les divers degrés d'agitation du pouls coïncident avec les divers degrés de vivacité et d'acuité de l'affection, ou de l'exaltation-nerveuse insolite. Ils ne correspondent pas toujours à ceux de la gravité du mal; mais une affection légère et vive en même temps, s'accompagne souvent d'une violente agitation dans le pouls, ce qui pourrait faire paraître le mal plus grand qu'il n'est réellement. Cependant, dans ce cas, le pouls se maintient ordinairement élevé et plein, et ceci peut, jusqu'à un certain point, faire éviter cette méprise.

Il est d'ailleurs d'autres signes qui peuvent concourir avec le pouls à faire apprécier l'étendue et la gravité de l'état maladif. Tel est, par exemple, l'état des forces générales ou extérieures du malade. Ainsi, s'il est encore fort, plein de sucs et de vie à l'extérieur, c'est un signe que l'appareil cérébral est plutôt exalté qu'affaibli. Toutefois, il en est de l'habitude générale du malade comme de son pouls, c'est-à-dire, comme de tous les actes internes : l'intensité du trouble de l'extérieur tient souvent plutôt à la vivacité qu'à la gravité du mal. Combien de fièvres de quelques heures s'accompagnent d'une agitation extrême et même de délire cérébral. On conçoit très-bien que l'organisation,

ainsi que la vitalité générale , doit se comporter tout différemment suivant qu'elle est
surprise par une impulsion insolite , ou bien
qu'elle y est préparée de longue main.

En général , lorsque la force extérieure
ou musculaire domine , cela annonce un caractère d'intensité et de vivacité tout ensemble dans l'exaltation interne ; c'est ce qui a
lieu dans le tétanos et toutes les espèces de
convulsions , qui ne sont pas seulement ,
comme on le croit , des maladies des muscles , mais bien des symptômes particuliers
de l'état pathologique interne.

Ces considérations étaient très-nécessaires
pour faire mieux comprendre ce qui me reste
à dire sur les évacuations sanguines. Toutefois,
je dois déclarer que je me crois loin de connaître tous les avantages qui sont attachés à cette
espèce de médication : seulement je conçois qu'ils
sont très-grands, et je doute qu'il fût jamais
dangereux d'y recourir, si on y apportait les
précautions que je vais indiquer. Je pense que
si elle n'a pas été jusqu'ici plus souvent couron-
née de succès, cela a tenu à des circonstances
qui lui sont étrangères : telles sont, par exemple, l'ignorance des règles que son emploi
exige, le peu de confiance qu'elle a toujours
inspirée aux malades comme aux médecins,
et, par conséquent, la réserve timide et pusil-

lanime avec laquelle on continue, même de nos jours, à la mettre en pratique. D'après mon intime conviction, je désire de toutes mes forces que cet état de choses cesse, et que la confiance prenne la place de la prévention presque générale qui règne à cet égard. J'oserais espérer ce résultat, si l'on voulait entrer de bonne foi tant dans les considérations que j'ai déjà présentées que dans celles que je vais présenter encore.

Je crois pouvoir assurer que je dois de nombreux succès à l'usage de la saignée ; je pourrais en citer plusieurs exemples remarquables ; j'ai même porté la confiance que j'ai dans ce moyen jusqu'à l'employer chez deux malades plongés dans le râle le plus prononcé, et j'ai complètement réussi. Toutefois je dois dire que j'ai rarement pu lui donner toute l'extension que j'aurais désirée, et j'ai souvent eu à m'affliger de ne pouvoir surmonter les obstacles que j'ai rencontrés. Je crois pouvoir me permettre de dire que je perds très-peu de malades, mais je suis bien persuadé que j'en perdrais encore bien moins, si l'on me laissait toujours libre sur le choix de mes moyens. J'ai eu à me féliciter toutes les fois que je n'ai pas rencontré d'opposition.(1)

____

(1) Je n'ai pas hésité à en employer la saignée ou les sangsues sur moi-même avec toute l'extension qu'il m'a été possible de

DU SANG, ET DE SON IMPORTANCE DANS LA VIE.

Ce qui contribue beaucoup à la forte prévention où l'on est contre les évacuations sanguines, c'est qu'on a coutume de faire jouer au sang un rôle beaucoup plus considérable que celui qu'il joue réellement ; c'est qu'on le regarde presque généralement comme la base principale de la vie, malgré les systèmes des solidistes, malgré tout ce qu'on a pu dire en faveur de l'influence et de la vitalité des solides vivans.

Il est certain que rien n'est mieux démontré pour tous les hommes que la facilité avec laquelle on fait périr un animal en lui tirant son sang. Cette expérience, aux yeux de tout

donner à ces moyens. Je crois leur devoir trois fois l'existence depuis l'époque où j'ai commencé à comprendre leurs avantages. Dans l'année 1823 particulièrement, j'ai perdu au moins vingt livres de sang par dix saignées de bras et l'application de 150 sangsues, et je puis dire que ma santé générale est en ce moment meilleure qu'elle n'a jamais été. J'ai pour témoins de ce que j'avance ici les nombreux confrères qui m'ont prodigué leurs soins et leurs conseils.

Il n'y a pas encore trois ans que je fis une autre maladie dans laquelle je me fis saigner quatre fois, appliquer trente sangsues, et j'éprouvai une perte énorme à la suite de la première saignée, qui se desserra pendant que j'étais endormi. Je ne me réveillai que pour tomber en état de syncope. Cela ne m'empêcha pas de revenir aux saignées dès le surlendemain , et le dix-huitième jour de ma maladie, je pus monter à cheval et voyager.

le monde, est plus frappante que tous les raisonnemens et tous les essais qu'on peut faire.

Mais cependant, si l'on considère cette humeur sous les rapports que je lui assigne dans
la doctrine que j'enseigne, on verra qu'elle
ne joue qu'un rôle secondaire, et l'on saura
apprécier le véritable degré d'importance
qu'elle a dans l'économie, ainsi que les dan-
gers et les avantages qui peuvent être attachés
à son effusion.

Je place le sang au troisième rang parmi
les parties les plus essentielles à la vie des
animaux. Il vient après le principe moteur et les nerfs. Quoique son rôle soit
intimement lié avec celui de ces deux agens,
son action est subordonnée à leur empire.
Dans le renouvellement continuel de la
vie, par les absorptions extérieures, c'est
bien le sang qui reçoit d'abord le principe
moteur, et qui le distribue aux nerfs; mais
le germe de ces organes et ce principe existent avant lui, ils sont formés les premiers
dans l'œuf humain : ce sont eux ensuite qui
font le sang ce qu'il est, et ils continuent de
le commander pendant tout le cours de
l'existence.

D'après cela, toutefois, l'on peut concevoir
que quand la circulation du sang s'éteint,
l'action nerveuse doit s'éteindre aussi. Si l'on

épuise le réservoir sanguin, on empêche le
renouvellement du principe moteur dans les
nerfs, on arrête l'action des deux appareils,
et, par conséquent, on anéantit toutes les
sources de la vie. Ainsi, on voit donc que le
sang joue un rôle très-important pour l'entretien de la vie, indépendamment des autres
principes qu'il distribue pour l'entretien matériel des parties.

C'EST BIEN PLUS L'ÉTAT DE LA PUISSANCE NER-
VEUSE QUE LES QUALITÉS DU SANG, QU'IL FAUT
CONSIDÉRER, POUR SE DIRIGER DANS L'EMPLOI
DES SAIGNÉES.

Mais il n'est pas moins vrai que la composition et la circulation de ce fluide sont subordonnées à l'influence du principe moteur
et des nerfs, et que l'action de ces derniers
organes est bien au-dessus de la sienne. C'est
cette action qui mérite la plus grande attention ; je pourrais même dire que c'est-elle
seule qu'il faut considérer dans les maladies,
le sang ne faisant, dans tous les cas, qu'obéir
à son impulsion, soit qu'il sorte du corps,
soit qu'il s'accumule extraordinairement sur
quelque partie. Je ne parle pas des hémorrhagies par suite de blessures : encore , ce fluide
ne sort-il dans ces cas, que parce que l'action

nerveuse se maintient ; son effusion ne s'ar-
rête-t-elle pas, en effet, au moment où cette
dernière cesse d'être assez puissante pour l'exécution des mouvemens du cœur ?

Ainsi, c'est se tromper, c'est s'abuser que
de s'inquiéter, dans la considération d'un
état maladif, et du volume et des qualités
du sang. Quelqu'ils puissent être, ils se main-
tiendront ou reviendront à leur état naturel,
si l'on peut entretenir ou ramener l'action
nerveuse à son type accoutumé.

Rien n'est plus faux ni plus incohérent que
les idées qu'on a eues jusqu'à présent sur le rôle
que joue le sang dans l'état de maladie. Quoi
de plus exagéré, par exemple, pour le traitement d'un état maladif, que l'importance qu'on
attache à la distinction des tempéramens,
en général, et en particulier, à celui qu'on
appelle tempérament sanguin ? ce caractère
de l'homme, qui ne se manifeste que par des
signes extérieurs ou sensibles, est le résultat
d'une grande activité dans la puissance nerveuse et non d'une grande abondance de
sang. Et je ne vois pas qu'il apporte beaucoup
de modifications dans le mécanisme de l'é-
tat pathologique. On conçoit seulement qu'il
doit donner plus d'activité aux phénomènes,
et que le sang se renouvelle plus promptement que chez les individus qu'on appelle

lympathiques. Mais c'est une chose qui ne mérite qu'une faible considération, et, quand le cas l'exige, on ne doit pas faire plus de difficulté de saigner un lymphatique qu'un sanguin.

Je répète que ce n'est pas parce qu'un malade a plus ou moins de sang, qu'il faut saigner ou exciter, mais bien parce que la puissance nerveuse est chez lui ou trop exaltée ou trop affaiblie.

DE LA PUTRIDITÉ DU SANG.

Que dirai-je de la putridité du sang à laquelle on a cru pendant si long-temps, et qui est bien loin encore d'avoir tout-à-fait disparu de la scène scolastique? n'est-il pas clair que, lorsque l'équilibre des deux appareils nerveux est rompu, la sanguinification doit s'altérer, comme tous les autres phénomènes de la vie?

Si une variété maladive a le double caractère de lenteur et de violence en même temps, l'appareil cérébral s'affaiblit considérablement; et c'est là la raison pour laquelle l'absorption générale, la composition du sang et sa circulation languissent. L'oxigénation se fait avec peine. Il ne faut donc pas s'étonner si ce fluide devient plus rare, plus noir et plus aqueux que de coutume.

Si la variété pathologique est vive et aiguë, sans être d'une grande violence, le contraire de ce que je viens de dire paraît avoir lieu. Le sang est plus composé, plus rouge et plus abondant que dans l'état de santé.

Enfin, quand l'affection a beaucoup de violence et d'acuité tout à la fois, l'appareil cérébral semble s'anéantir subitement, et le sang disparaît en grande partie de ses vaisseaux, surtout de ceux qui sont sous l'influence directe de cet appareil. Au bout de quelques instans, on ne trouve plus de sang dans les veines du malade.

Une chose qui a bien souvent frappé avec étonnement l'attention des physiologistes, c'est de ne voir que très-peu de sang dans les cadavres, de n'y rencontrer même que quelques caillots de ce fluide. Je pense que cela ne peut s'expliquer autrement que par l'extinction de la puissance nerveuse et la dissipation du principe qui anime et qui compose toutes nos parties : j'ai déjà dit bien souvent que ce moteur général est, pendant la vie, en grande quantité dans le sang, et que c'est là la raison pour laquelle ce fluide se décompose très-promptement, une fois qu'il a cessé d'être en rapport avec les solides vivans qui le contiennent. Il doit en être de même lorsque ceux-ci ont cessé de vivre.

Qu'on était loin de connaître toute l'importance des nerfs sur l'économie, et particulièrement sur le sang dans le temps qu'on
imagina la transfusion du sang des animaux
dans les veines des hommes ! à coup sûr on
ne savait pas que ce fluide n'est absolument
que ce que la puissance nerveuse le fait elle-
même ; et que pour lui imprimer tel ou tel caractère, c'est sur cette puissance qu'il faut
diriger ses vues et ses tentatives. Si l'on trou-
vait le moyen de la rajeunir, on ranimerait
le sang, on rajeunirait tout le reste.

LA SAIGNÉE DE BRAS AGIT D'UNE MANIÈRE GÉNÉRALE.

D'après ce que j'ai dit, on sait que la circulation sanguine communique avec les nerfs
sur tous les points de leur atmosphère : cette
communication est non interrompue. J'i-
gnore si elle est directe ou médiate ; mais c'est
dans le réservoir sanguin que tous les nerfs
et la substance cérébrale puisent le principe
de leur action.

Par conséquent, la saignée agit sur tous
les points de l'économie, sur le réservoir
général de la vie, et non pas sur tel ou tel
organe en particulier. Voilà pourquoi les saignées générales sont si avantageuses dans les

différentes variétés de l'état maladif interne, qui n'est presque jamais limité à un seul organe et qui s'étend plutôt à la vitalité toute entière.

Cependant, chose importante, la saignée paraît agir plus directement sur l'appareil nerveux cérébral que sur le ganglionnaire. La circulation capillaire sanguine semble plus rapide dans les parties qui sont sous l'influence immédiate du premier que dans celles qui sont dans le domaine du dernier. Celui-là est beaucoup plus mobile que l'autre, et, par conséquent, plus impressionnable de toute manière. Il est plus facile de l'affaiblir et de l'épuiser, comme de l'exciter ou l'exalter. J'ai dit ailleurs que c'est lui qui s'éteint le premier à la mort. C'est son influence aussi qui est en partie suspendue dans l'état de syncope. Je crois que le ganglionnaire conserve dans cet état une grande partie de son action propre qui, comme on sait, ne peut suffire à l'exercice des fonctions internes, à l'exception, peut-être, de la circulation capillaire qui se passe dans les organes chargés de ces mêmes fonctions.

Si l'on fait attention à la grande quantité de sang qui se porte au cerveau, et à l'étendue de l'influence que cet organe exerce sur tout l'ensemble des nerfs, on ne sera pas étonné

que les évacuations sanguines frappent principalement sur lui, et, par suite, sur toute
la vitalité. Ainsi je crois que ce sont le cerveau et tout l'appareil dont il fait partie, qui
se trouvent particulièrement modifiés par les
saignées, et que ce n'est qu'après coup que
l'autre l'est à son tour. Du reste, on conçoit
bien que l'affaiblissement de l'influence cérébrale se fait facilement et promptement sentir à l'influence ganglionnaire.

Il faut aussi compter pour quelque chose l'effet du dégorgement matériel même des vaisseaux sanguins, et cet effet se fait promptement
sentir à toutes les parties de l'économie. Je dois
remarquer que c'est ce phénomène tout matériel qui jusqu'ici paraît avoir exclusivement fixé
l'attention des médecins ; on ne parle que de
dégorger les vaisseaux, que de diminuer la
masse du sang ou de la détourner des parties
qui paraissent le plus affectées. On ne voit pas
que l'action des saignées porte surtout sur le
principe de ce qu'on nomme la sensibilité, sur
le foyer de la vie lui-même, sur les deux appareils nerveux. Enfin l'illusion est tellement
grande sur ce point, que très-souvent la saignée, au lieu de diminuer la masse du sang,
ne fait que l'augmenter, et que les vaisseaux,
loin d'en être débarrassés, en paraissent plus
pleins après qu'auparavant. On sait bien qu'il

arrive souvent que la circulation se ranime, que le pouls se relève après une ou deux saignées. C'est lorsque l'effet de ce moyen a été assez heureux, ainsi que je le dirai plus loin, pour opérer, d'une manière parfaite ou imparfaite, le rétablissement de l'équilibre entre les deux appareils nerveux.

Quoiqu'il en soit de ces réflexions, c'est, suivant les principes que je reconnais pour vrais, l'appareil cérébral qu'on doit craindre de trop affaiblir par les saignées ; et c'est à cause de cela qu'il ne faut pas employer ce moyen sans réserve et sans précautions, comme cela se pratique dans certains cas.

RÈGLES A OBSERVER POUR L'EMPLOI DES SAIGNÉES.

On sait de quelle manière on peut mesurer le degré de force de l'appareil cérébral, et que l'état de la circulation du sang ou des battemens du cœur en est comme le dynamomètre. Tant que ces battemens sont forts et élevés, on ne doit rien craindre de l'effet des saignées ; et pourvu que le pouls conserve quelque force, on peut les porter à l'infini, lorsque le cas l'exige. On ne doit pas craindre de les faire abondantes et multipliées au début des variétés maladives où ordinairement le pouls est plein et élevé.

Mais lorsque le pouls baisse, lorsqu'il est petit, faible, mou, il faut saigner avec beaucoup plus de ménagement. Il faut alors tirer peu de sang à la fois et y revenir plutôt à un plus grand nombre de reprises.

Par cette méthode, on ne s'expose pas à épuiser à fond l'action de l'appareil cérébral; on lui donne le temps de se relever pour l'affaiblir de nouveau, si cela est nécessaire. J'ignore jusqu'à quel point on pourrait porter impunément cette pratique. Ce que je sais, c'est que je lui ai donné souvent, et avec succès, une bien grande extension, et je conçois qu'elle peut en recevoir une bien plus grande encore sans le moindre inconvénient.

Il est plus commode d'employer à cet effet la saignée par la lancette que les autres espèces de saignées. On doit presque toujours la préférer dans les cas où les forces du malade sont encore à peu près entières, comme dans le début de presque toutes les variétés aiguës de l'état maladif. Il est très-rationnel de lui donner une grande extension chez les individus affectés de maladies tétaniques, convulsives, chez les maniaques, les hydrophobes, les rhumatisés, les goutteux, enfin chez tous les individus atteints de maladies graves, et qui paraissent avoir plus de forces que dans l'état naturel, ou qui n'en ont presque pas perdu.

Je ne croirai pas qu'il y ait de cas maladifs capables de résister à ce moyen, tant que je ne l'aurai pas vu administrer avec toute l'étendue dont il est susceptible, et suivant toutes les règles de la physiologie que j'enseigne. J'en excepte ceux qui s'accompagnent d'altérations matérielles trop profondes et trop invétérées.

Je ne reconnais maintenant d'autre obstacle absolu à la guérison d'un état maladif quelconque qu'une période trop avancée, qu'un certain degré de violence et de trouble qu'il n'est pas possible d'arrêter par aucune espèce de moyens. Lorsque le mal est très-ancien, l'atmosphère nerveuse y est, pour ainsi dire, habituée, et il n'est guère possible de la faire revenir à son rhythme primitif. Si, au contraire, le mal est récent, il peut être rendu incurable par le trop de violence de ces accès, par un degré excessif de trouble, tant de l'organisation que de la vitalité. Mais ce n'est jamais par sa nature que l'état maladif a le caractère de l'incurabilité.

DE L'EMPLOI DES SANGSUES.

Craint-on d'affaiblir trop promptement ou même d'éteindre tout-à-fait le système nerveux par une saignée avec la lancette, on doit employer les sangsues. L'espèce d'évacuation qu'elles procurent est lente et progressive, et n'épuise pas autant que l'ouverture d'un gros vaisseau. C'est là, à mon avis, le plus grand avantage de ce genre de saignée dans les maladies internes, et je ne crois pas du tout à celui qu'on lui attribue d'agir localement. Cette évacuation n'est pas plus locale que les maladies internes pour lesquelles on l'emploie. Il est, à peu près, indifférent de la pratiquer sur tel ou tel point du corps. Je choisis ordinairement la partie interne des cuisses, comme un lieu très-commode pour cette application.

Il n'en est pas de même pour les maladies externes : je crois bien que cette application sur la partie malade affaiblit l'exaltation des nerfs ou de la sensibilité de cette même partie plus promptement que si elle était faite sur un lieu éloigné.

L'évacuation du sang par les sangsues est très-favorable lorsqu'on peut la proportionner avec l'intensité du mal. Comme le sang met long-temps à s'écouler, et que cela se fait sans secousse, il arrive souvent que le spasme interne cède ou diminue beaucoup dans le même intervalle, et que l'équilibre se rétablit entre les deux appareils nerveux. Le cérébral particulièrement récupère en partie son activité, d'où il résulte que la circulation, ainsi que les autres fonctions, reprennent plus d'énergie ; le pouls se relève et devient plus naturel pendant l'écoulement ou peu de temps après.

D'ailleurs je pense que l'application des sangsues est un moyen très-souvent impuissant et bien moins favorable que la saignée. Je crois avoir observé qu'on s'expose par ce moyen à perdre des momens bien précieux. Il est une infinité de cas où il ne saurait remplacer la saignée par la lancette.

Il n'est pas rare de voir la circulation acquérir plus de développement à la suite d'une ou plusieurs évacuations sanguines ; en sorte que si les accidens persistent ou que leur retour soit à craindre, une première saignée peut préparer le malade à des saignées subséquentes. C'est une observation que j'ai faite dans tous les cas de maladies graves où le pouls est faible et mou, où il y a prostration des forces extérieures. Dans le début, je pratique de petites saignées de

bras, ou bien j'applique des sangsues ; et lorsque le pouls se relève, je saigne avec plus
de hardiesse, s'il en est besoin. De cette
manière, je ne m'expose jamais à causer la
mort du malade par cette opération ; ce qui
pourrait bien arriver, si je tirais beaucoup
de sang dès le commencement. Dans tous les
cas, je ne m'inquiète pas si un malade a déjà
été saigné, lorsque je suis appelé auprès de
lui ; je juge de la nécessité de ce moyen par
l'état actuel du mal, par le caractère du
pouls et celui des forces générales ; et, si je
trouve tout cela dans les conditions dont
j'ai parlé plus haut, je n'hésite pas à ordon-
ner la saignée, quand bien même on l'aurait
pratiquée un grand nombre de fois avant
mon arrivée. Je l'ordonne d'autant plus volontiers, que souvent les saignées précédentes
n'ont fait que disposer le malade à recevoir
un plus grand bien de la part de saignées
ultérieures. On peut très-bien perdre le fruit
de ces premières saignées, si on ne les fait
accompagner d'une ou de plusieurs autres;
et l'on se trompe fortement lorsqu'on s'abs-
tient de saigner un malade par la seule raison
qu'il l'a déjà été un plus ou moins grand
nombre de fois.

Les conséquences funestes de cette erreur
sont, je dois le dire, extraordinairement fré-

quentes, et sont plus faites que toute autre chose, pour révolter contre les principes de la médecine actuelle. A chaque instant, je vois des médecins perdre l'occasion sûre de sauver leurs malades. Ils les laissent partir, pleins de sucs et de vie (je peux bien m'exprimer ainsi d'après ma manière de voir sur le principe vital). Ils croient avoir tout fait, quand ils ont hasardé quelques saignées. Qu'arrive-t-il de là? c'est que le malade n'en meurt pas moins, et que l'on ne manque jamais d'attribuer cette mort, soit à l'action même de la saignée, soit à son impuissance.

EMPLOI DE LA SAIGNÉE DANS LES VARIÉTÉS CHRONIQUES DE L'ÉTAT MALADIF.

Toutes les fois que l'état maladif a un peu de durée et d'intensité, on ne doit guère espérer de le faire disparaître par une seule ou par un petit nombre de saignées. Ce n'est que peu à peu et progressivement que les ressorts de la vie peuvent rentrer dans leur assiette naturelle. Il ne faut donc pas épuiser de suite toutes les ressources qu'on a pour les contraindre à y rentrer. Ce principe mérite surtout d'être appliqué aux variétés chroniques de l'état maladif. Il faut beaucoup plus de temps pour les guérir que pour les maladies aiguës. C'est donc bien à tort qu'on se rebute après un petit nombre d'essais infructueux. Combien peu cependant voit-on de malades qui consentent à suivre le même traitement au-delà de quelques jours, surtout lorsque la base de ce traitement est la saignée. Mais il ne faut pas s'en étonner; cette incertitude des malades, qui, comme on dit, se vouent à tous les saints, est la conséquence naturelle de celle qui règne dans les principes de la médecine actuelle. Il arrive bien souvent que chaque médecin conseille une méthode différente. D'un autre côté, l'empirique, qui ne fait qu'employer des drastiques ou de violens sudorifiques, guérit quelquefois tout aussi bien que le médecin le plus instruit et le plus méthodique. J'ai dit ailleurs ce que je pense de ces dernières méthodes de traitement.

L'EMPLOI DES SAIGNÉES BIEN DIRIGÉ N'EST JAMAIS UN OBSTACLE AU RÉTABLISSEMENT DES MALADES.

Une circonstance qui semble aux yeux du vulgaire défavorable à l'usage des évacuations sanguines, c'est que, par leur secours, on peut réussir dans des cas les plus graves, dans des cas qui seraient nécessairement mortels, s'ils étaient soumis à toute autre espèce de méthode curative; dans des cas, enfin, où le trouble des ressorts de la vie a été porté à un degré excessif. Or, il est tout naturel que le malade, après avoir été mis à deux doigts de sa perte, ait une convalescence longue et pénible. Notez, d'ailleurs, qu'on peut très-bien aussi attribuer cette difficulté du rétablissement à mille écarts de régime auxquels beaucoup de convalescens se livrent. Eh bien, ils rejettent tout sur le compte de la saignée; on leur a tiré trop de sang, on les a trop affaiblis. Aveugles qu'ils sont ! s'ils étaient morts, ils ne seraient ni forts ni faibles ; ils ne se plaindraient pas. Ils ne veulent pas voir que cet état de langueur et de faiblesse n'est qu'une reste d'irritation ou de spasme, qui ne peut céder qu'à un régime sévère, et dont le terme pourrait même être souvent abrégé par de nouvelles saignées.

Jamais ce n'est le sang qui manque aux convalescens. Et je suis bien persuadé que ce ne sont pas les pertes qu'ils ont éprouvées qui retardent leur rétablissement complet. C'est plutôt parce qu'ils n'en ont pas fait assez, ou qu'ils ne les ont pas faites à propos. Dans maintes occasions j'ai observé un rétablissement très-prompt à la suite d'abondantes saignées. En veut-on des exemples ? j'en sais un que je rapporterai ici d'autant plus volontiers, qu'il ne m'appartient pas ; il a été fourni

par M. Lepelletier, médecin au Mans. Il s'a-
git d'un tétanos transmatique. Dans l'espace
de dix jours, et en sept fois différentes, ce
médecin a retiré au malade jusqu'à douze
livres et demie de sang. Dix à douze jours
après, les forces reviennent, dit l'auteur,
avec une promptitude que ne conçoivent pas
ceux qui ont été les témoins des pertes de sang
qu'a faites le malade. (1)

La conduite de ce médecin, dans cette
occasion, est digne des plus grands éloges.
C'est là ce qui s'appelle faire de la médecine.
On peut bien prédire quel eût été le sort du
malade sans ces abondantes saignées, et malgré cette nombreuse série de petits moyens
qu'on apposait à son mal. Il faut pourtant
placer à côté des saignées des bains de dix
heures de durée, qu'a si sagement ordonnés
M. Lepelletier. La continuation de la dureté
et de l'agitation du pouls devait proscrire
l'usage de toute espèce d'excitans, et encourager à prolonger celui des moyens dits an-
tiphlogistiques ou débilitans les plus énergiques. Je suis bien de l'avis de l'auteur : il
n'importe pas tant de chercher des moyens
nouveaux de guérison, que de savoir tirer
parti de ceux que la médecine possède déjà.

Je vais raconter un autre cas dont j'ai été

---

(1) Journal complémentaire du dictionnaire des sciences
médicales, tome 8.

simple témoin, il y a peu de temps. On avait appliqué douze sangsues au cou d'un homme de vingt-cinq ans, fort et vigoureux, qui paraissait affecté d'un léger trouble général avec complication d'une angine. Sans doute que quelques veines sous-cutanées furent ouvertes, car autrement on ne conçoit pas que douze piqûres de sangsues eussent pu faire répandre tout le sang que cet individu perdit pendant trois jours consécutifs, malgré tous les moyens qu'on employa à plusieurs reprises pour arrêter cette hémorrhagie abondante, mais lente en même temps : c'était au point que le malade était constamment plongé dans un état de stupeur. Il n'en sortait de temps en temps que pour se lamenter et se livrer à la crainte de mourir, demandant avec instances qu'on arrêtât l'écoulement de son sang. Comme j'étais à portée de voir toutes ces scènes, et que j'étais d'ailleurs bien persuadé que tout ceci ne pouvait aboutir qu'à la guérison du malade, j'avoue que je ne faisais qu'en rire. Le cinquième jour il se trouva débarrassé de son mal de gorge et de ses coliques, et il paraissait plus fort qu'il n'était avant l'application des sangsues.

Voici encore une autre observation qui est plus récente que cette dernière histoire. Il n'y a que quelques semaines qu'on vint m'appeler pour une jeune dame d'une constitution robuste , qui , m'assura-t-on , était affectée d'une perte utérine très - abondante, qui durait depuis quinze jours. Elle était, dans le moment du départ de l'exprès, en proie à des défaillances très - multipliées et très - alarmantes ; elles étaient accompagnées de coliques très-vives. Comme je ne pus me transporter auprès de cette malade le jour même où je fus appelé, je prescrivis une potion dite vulgairement antispasmodique, et conseillai d'appeler un autre médecin. Les premières cueillérées de cette potion firent cesser les accidens les plus pressans, tels que les coliques et les lipothymies, en sorte qu'on se borna à attendre mon arrivée jusqu'au lendemain. Je trouvai que l'hémorrhagie était toujours très-abondante ; et, cependant, l'érétisme général était porté à un assez haut degré ; le pouls, au lieu d'être petit et mou, était au contraire plein et élevé. Mon attention se dirigea particulièrement, comme de coutume, vers cette dernière circonstance, et je n'hésitai pas à saigner la malade, comme si elle n'eût pas préalablement perdu une goutte de sang. La saignée arrêta et le mouvement fébrile et la perte, et au bout de peu de jours, la malade put reprendre ses occupations habituelles.

Je présume que je ne me serais pas com=
porté autrement, en voyant la malade dans
le moment de ses faiblesses. Le pouls était
alors probablement petit et faible, et j'eusse
ordonné les antispasmodiques pour le relever,
avant d'employer la saignée. C'est une conduite que j'observe dans bien des cas : je
trouve que les médicamens connus sous le
nom d'antispasmodiques sont de doux excitans, qui agissent principalement sur l'appareil
nerveux cérébral, et, par conséquent, sont
très-propres à relever le pouls. Ils conviennent bien dans les variétés maladives qui ne
constituent pas ce qu'on appelle communé-
ment de véritables états inflammatoires.

Combien de femmes perdent des quantités
énormes de sang à la suite de leurs couches ?
que deviendraient-elles si ce fluide ne se
renouvelait pas facilement ? il en est même
qui se remettent assez promptement ; et si
d'autres perdent la vie ou sont long-temps
malades, c'est moins parce qu'elles ont perdu
de leur sang, que parce que l'état spasmodique acquiert chez elles beaucoup d'intensité.

DE LA SAIGNÉE DANS LES CAS D'HÉMORRHAGIE.

Il y a des médecins qui, mettant de côté toute
autre considération, se garderaient bien de
saigner un malade par cela seul qu'il a perdu

une certaine quantité de sang par une hémorrhagie quelconque. Bien sûrs de plaire à
leurs malades par ce spécieux langage, vous
les entendez se plaindre de ce qu'il y a déjà
eu trop de cette précieuse liqueur de répandue. J'ai déjà dit, en parlant des saignées,
que c'était une grande faute de s'arrêter à
cette considération, qu'il ne fallait avoir
égard qu'à l'état du pouls pour prolonger ou
supprimer les émissions sanguines, et non pas
au sang déjà répandu. Le malade en eut-il
perdu un plein seau, si les accidens persistent, si le pouls se maintient à un certain
degré de force et d'élévation, je ne vois,
pour mon compte, aucune raison de ne pas
continuer les saignées.

Mais si cette manière de voir est fondée
relativement aux saignées provoquées par
l'art, elle l'est bien davantage par rapport
aux hémorrhagies spontanées, qui sont toujours la suite d'un état spasmodique. Il y a
mieux, c'est que l'indication à la saignée est,
à mon avis, d'autant plus pressante, que l'espèce d'hémorrhagie dont il est ici question,
est plus considérable. Le degré de la perte
sanguine est en raison directe du degré de
l'affection spasmodique. Plus cette dernière
est intense, plus la première a d'étendue, et,
par conséquent, l'on doit s'empresser d'autant

plus de saigner, lorsque d'ailleurs, il n'y a pas de contre indications, telle qu'une trop grande faiblesse dans le pouls et les forces générales. Si ces circonstances se rencontrent, il faut employer les excitans tant à l'intérieur qu'à l'extérieur, chercher à ranimer l'action de l'appareil cérébral. Cette pratique peut même suffire pour faire cesser ordinairement le spasme interne, et arrêter l'hémorrhagie. Il faut cependant l'employer avec certaines précautions, car il pourrait bien arriver qu'elle ne fît que changer le caractère du mal, et qu'elle le remplaçât par un état plus intense et plus grave. C'est surtout à quoi on s'expose quand on emploie les irritans, le pouls étant très-agité.

DE LA RÉGÉNÉRATION DU SANG.

Je répète que ce n'est pas tant le sang qu'on doit considérer, dans les saignées, que l'état de l'action nerveuse. On ne doit rien craindre de l'issue de ce fluide, et l'on peut être sûr qu'il se renouvelle en assez grande quantité, tant que cette action conserve un certain degré d'énergie. Pendant que le pouls bat avec un peu de force, l'action nerveuse générale s'exécute et la vie est entière; le sang continue de se régénérer sur tous les points du corps, à la faveur de l'absorption générale, de la respiration et des boissons qu'on introduit dans l'estomac. Malgré l'état de trouble où ces fonctions sont jetées, elles continuent toujours à s'exécuter d'une manière telle qu'elle. Qu'on s'occupe donc davantage de ces fonctions que du sang, qu'on cherche à les ramener à leur état naturel, ou à les empêcher de s'altérer de plus en plus, c'est la seule manière d'entretenir cette liqueur. Nous avons au-dedans de nous une source de sang qui serait intarissable, si l'on savait y puiser avec toutes les précautions convenables.

Cette source est surtout très-active dans les cas de maladies, où l'action nerveuse est plus exaltée que de coutume, sans être par trop troublée. Elle l'est davantage dans les maladies aiguës que dans les chroniques. Dans ces dernières, l'action nerveuse cérébrale est souvent affaiblie, et, par conséquent, la source du sang l'est aussi. Alors ce n'est qu'avec une grande réserve qu'on doit se permettre de le verser. Mail il y a beaucoup d'exceptions à cet égard, et un grand nombre d'individus affectés de maladies chroniques, peuvent supporter de très-copieuses et très-fréquentes saignées, par la raison qu'ils sont dans toute leur force naturelle. Je mets en fait que chez ces individus, ainsi que chez la plupart de ceux qui sont atteints de maladies aiguës, on peut retirer impunément beaucoup plus de sang qu'ils n'en avaient dans l'état de santé. (1)

A voir le prix qu'une foule de personnes attachent au sang et la répugnance qu'elles ont de répandre cette liqueur, si précieuse

______

(1) C'est sans doute sur cette faculté du renouvellement du sang qu'est fondée la pratique de quelques peuplades nomades, qui se nourrissént, au besoin, avec celui qu'ils tirent des veines de leurs chevaux, et cela sans aucun préjudice pour ces animaux. Si ces peuples savent employer cette ressource à propos, il n'y a pas de doute qu'elle peut leur être d'un grand secours. Quand les marins sont menacés de manquer de vivres, ne feraient-ils pas mieux d'imiter cette même pratique, que de manger à la fois toutes les parties des animaux qui leur restent ? il y a plus, je pense qu'ils pourraient se nourrir de leur propre sang, au lieu de se tuer et de se manger entr'eux, comme on les voit faire.

Il me semble qu'ils trouveraient bien des avantages dans cette conduite. Les saignées modéreraient infailliblement ce mouvement si pénible de l'estomac qui constitue la faim, et qui suffit, peut-être, à lui seul pour causer la mort des malheureux privés de nourriture. Ils s'affaibliraient; mais cet affaiblissement, loin de leur être nuisible, serait plutôt propre à les sauver de leur ruine. Ils auraient moins besoin d'alimens, et la petite quantité que leur fournirait leur propre sang, pourrait leur suffire. Enfin, ils finiraient par tomber dans le cas des malades qu'on voit tous les jours vivre des semaines et même des mois sans prendre de nourriture. Il s'établirait, en effet, chez eux au bout d'un certain temps, un véritable état maladif. Mais ce ne serait plus cet état violent que détermine les premiers accès de la faim, lorsqu'on les abandonne à tout leur développement, et qui bouleverse en peu d'instans tous les ressorts de la vie. Cette méthode serait surtout très-avantageuse pour les individus à qui il arrive de se trouver tout à coup privés de toute espèce de nourriture. Je crois qu'ils prolongeraient de beaucoup leur existence, même en se bornant simplement à se saigner.

à leurs yeux , on dirait que le réservoir sanguin n'a aucune communication au-dehors ,
qu'il ne reçoit jamais de principes nouveaux
de composition , et que les pertes qu'il fait
ne sauraient se réparer. Enfin , on le compare à un canal inerte qui ne peut se remplir
de lui-même. Que la vérité est loin de là !

Que penser maintenant de ces timides saignées qu'on oppose quelquefois aux maladies
les plus violentes ? et que dire de ces invoca-
tions qu'on fait ensuite à l'expérience, pour
proclamer l'impuissance de ce moyen ? mais
combien sont faibles les bases que les physiologistes et les médecins ont données jusqu'ici
à cette expérience !

DE L'ÉTAT DES FORCES GÉNÉRALES , PAR RAPPORT A LA SAIGNÉE.

L'état des forces générales coïncide avec
le degré d'énergie du système nerveux, du
cérébral surtout. Ainsi, si ces forces sont con-
servées chez un malade, ou si elles paraissent
plus exaltées que dans l'état naturel, ce doit
être une raison de plus de ne pas appréhender
l'effet des saignées , et doit encourager , au
contraire, à les multiplier , lorsque le cas
l'exige. Un malade qui est encore dans toute
sa force, peut être réduit sans danger à un

grand degré de faiblesse, et je ne ferais pas difficulté de jeter dans la prostration la plus complète un maniaque, un hydrophobe, un tétanique, etc. Je ne ferais attention qu'à son pouls, et tant que je lui trouverais un certain degré d'élévation, je n'aurais aucune crainte pour ses jours. Je serais assuré de l'intégrité des ressorts de la vie, et bien convaincu que les forces reviendraient facilement après la disparition des accidens, si j'étais assez heureux pour obtenir ce résultat.

Quand je suis consulté pour un malade déjà très-affaibli, je m'arrête peu à cette circonstance; j'examine le pouls, et, s'il est élevé, la faiblesse générale ne m'empêche pas de saigner, lorsque le cas l'exige.

Que de suites funestes et que de fâcheuses complications n'éviterait-on pas, si, au début des maladies, on savait employer à propos les saignées! il viendra un temps, sans doute, où l'on ne verra que très-rarement ces hideuses variétés de l'état maladif qu'on connaît sous les noms de fièvres putride, adynamique ou ataxique, et qui ne sont ordinairement que la dégénérescence de variétés beaucoup plus légères. Elles seront réservées pour les cas et les pays où elles se développent avec une promptitude telle qu'il n'est pas possible de les prévenir. Il est certain que depuis plusieurs années, je n'en ai pas observé un seul exemple dans ma pratique particulière. Mais il est vrai aussi que je ne suis pas disposé comme bien des médecins que je connais, à prêter une grande attention à ce symptôme de l'adynamie. A croire ces hommes de l'art, la majeure partie des variétés maladives n'offriraient rien autre chose que ce caractère. Ils ne voient pas que cet état dépend d'une répartition inégale de la vie, et qu'il y en a toujours en excès dans les organes de l'intérieur.

DE LA SAIGNÉE DANS LES VARIÉTÉS MALADIVES, DITES FIÈVRE JAUNE, PESTE, TYPHUS.

Je ferai une observation à l'égard de ces variétés de l'état maladif qui débutent d'une manière subite et très-violente en même temps, telles que celles qui sont connues sous les noms de fièvre jaune, fièvre pestilentielle ou peste. On sait que ces sortes d'affections font souvent périr en peu d'instans l'individu qui en est atteint. Il semblerait que le malade, dans le commencement de son mal, étant encore plein de sucs et de vie, pour ainsi dire, n'ayant pas eu le temps de faire aucune perte, il semblerait, dis-je, qu'un tel malade ne dût rien craindre de la part des saignées. Malheureusement il ne paraît pas en être ainsi. Il est vrai qu'il n'a rien perdu, qu'il a tout son sang et tout son principe de vie. Mais il y a eu déplacement de ces deux corps; tout s'est porté vers l'intérieur, sur les organes internes ou ganglionnaires. C'est à ce déplacement, qui souvent s'opère en peu d'instans, qu'il faut attribuer tout cet appareil de symptômes si prononcés qu'on voit vers cette région, tels que les inflammations internes, les coliques, les vomissemens, les flux de bile, les diarrhées, les toux, les crachemens de sang, les suffocations, les angines, les altérations du pouls, etc.; pendant que tout l'extérieur, au contraire, paraît avoir été abandonné par la vie et le sang, et que les organes externes sont comme anéantis et plongés dans une profonde prostration. Seulement, vers le début de ces affections, le cerveau, comme organe essentiellement vital ou nerveux, semble partager à un haut degré l'état d'érétisme, d'où les vertiges et autres symptômes d'excitation vers la tête, tels que des hémorrhagies par le nez et les oreilles, etc.; mais le cerveau et les nerfs cérébraux qui partagent cet état d'érétisme, ne tardent pas à tomber dans l'affaiblissement : et le côma le plus complet se manifeste.

Or, comme c'est sur l'extérieur, sur l'appareil nerveux cérébral que porte plus directement l'effet des saignées, il est clair qu'on courrait le risque d'éteindre tout-à-fait l'action de cet appareil et de hâter le terme de l'existence du malade, si on lui tirait du sang. Ce n'est donc qu'avec les plus grandes précautions qu'on peut se permettre d'employer les saignées dans les circonstances que je suppose ici. C'est dans ces cas qu'il faut surtout faire concourir avec ce moyen, tous ceux qui sont propres à ranimer l'appareil extérieur ou cérébral.

Toutefois il faut encore ici s'arrêter davantage à l'examen du pouls qu'à l'ensemble des autres symptômes, quel qu'ils puissent être. C'est, dans tous les cas, la boussole la plus sûre.

Je conçois aussi qu'il faudrait tirer une grande quantité de sang pour guérir ces maladies; mais le moyen d'y parvenir sans s'exposer à aucun danger n'est pas facile. Peut-être qu'au début même du mal, de copieuses saignées pourraient en arrêter les progrès; mais il faudrait ne pas manquer ce résultat, car autrement il est sûr qu'on ne ferait qu'accélérer la mort du malade. Je pense que de légères saignées ne pourraient qu'avoir ce dernier inconvénient. Cependant, lorsque l'invasion du mal est achevée, ce n'est qu'à ces dernières qu'on peut avoir recours, en observant de les pratiquer le plus fréquemment possible. On sentira du reste que la chance des saignées, dans ces cas, est subordonnée à la marche plus ou moins vive du mal. Il n'est pas surprenant que dans telle épidémie ce moyen réussisse, et qu'il soit funeste dans telle autre, qu'il soit favorable chez un individu, et nuisible chez d'autres. Dorénavant on se rendra compte de cette apparente contradiction, si l'on veut considérer l'état des choses comme je le présente, si l'on veut cesser de se laisser guider par la routine.

C'est précisément cette variation dans les progrès de toute espèce d'état maladif qui fait que la saignée, ainsi que tout autre moyen curatif, ne saurait être un moyen spécifique pour tous les cas, quoique on conçoive qu'elle puisse être presque toujours indiquée. Il faut savoir apprécier toutes ces nuances pour retirer tous les avantages qui sont attachés à ce remède souverain, qui, d'ailleurs, peut être très-dangereux, s'il est employé sans discernement.

DES MOYENS CURATIFS APPELÉS TONIQUES, EXCITANS OU IRRITANS, CONSIDÉRÉS COMME AUXILIAIRES DE LA SAIGNÉE.

Je vais maintenant présenter quelques réflexions sur certains moyens curatifs qui ont quelquefois le pouvoir de procurer par eux-mêmes la guérison de l'état pathologique, mais qui me paraissent aussi devoir être considérés comme auxiliaires de la saignée ; c'est-à-dire, que leur secours est susceptible de faire donner à ce moyen une extension plus grande que celle qu'il pourrait recevoir sans eux.

Ma manière de voir par rapport à l'action de ces moyens dits toniques , irritans , est conforme en tout à l'esprit de la doctrine que je professe. Ainsi, je pense que , malgré toutes les apparences contraires , cette action s'exerce sur l'ensemble de la vitalité , sur toute l'atmosphère des nerfs, et non pas d'une manière locale et sympathique , comme on le croit. Il est vrai qu'elle peut se faire sentir d'une manière plus énergique dans les parties voisines du lieu où se fait leur application ; mais il est certain aussi qu'elle se propage à toute l'économie , pour peu qu'elle ait d'activité. Je répéterai ici que c'est parce qu'on a coutume de ne s'arrêter qu'aux effets les plus saillans de cette action , parce qu'on ne les voit que dans un état d'isolément, qu'on les considère comme sympathiques. Ainsi, par exemple, on ne considère que la cessation d'accidens plus ou moins prononcés , comme la diminution de la douleur, de la toux, de certains mouvemens convulsifs , etc. On aperçoit encore assez souvent l'exaltation de la circulation sanguine, l'accélération des mouvemens du cœur. Or, on sait déjà que d'après les principes que j'ai reconnus, il suffit de cette dernière circonstance pour indiquer une modification générale; pour établir que toutes les parties, les petites comme les grandes, celles qui n'ont que des mouvemens obscurs comme celles qui en ont de très-développés, ont ressenti l'effet de l'action des causes excitantes locales. On a beau dire qu'on ne voit pas les phénomènes qui ont lieu dans les tissus d'une vitalité obscure, je répondrai qu'on ne peut pas tout voir dans la vie, et que le raisonnement fondé sur les choses visibles doit suffire, même d'une manière surabondante, pour ôter tout doute à cet égard.

On pense, par exemple, que l'application des mouches cantharides détermine une action sympathique sur la vessie. Je ne saurais dire pourquoi cet organe paraît plus affecté ou plus sensible que les autres parties dans le cas dont je parle; mais ce que je sais, c'est que cette application des cantharides est, en même temps, suivie d'une secousse générale bien facile à apercevoir dans la plupart des cas; elle n'agit donc pas seulement sur la vessie, mais bien sur la vitalité toute entière.

Cependant, quoiqu'elle soit générale, l'action des toniques, excitans ou irritans, ainsi que celle de la plupart des autres médications, se passe plus particulièrement et plus directement sur l'appareil nerveux cérébral ; d'autant mieux que leur application se fait presque toujours sur un des points de cet appareil. Ainsi, lorsqu'il est trop affaibli, on réussit souvent à l'aide des moyens en question, à ranimer son action. Par conséquent, lorsqu'on obtient ce résultat, on relève aussi la circulation sanguine et les forces générales, et l'on peut se permettre ensuite de revenir à l'emploi de la saignée, si le cas l'exige.

Je ne doute pas qu'on pût retirer de grands avantages de cette pratique qui consisterait à combiner les excitations et les évacuations, de manière à les faire alterner, pour ainsi dire. Elle nécessiterait du reste beaucoup de précautions. On doit faire bien attention de ne pas employer les excitations hors de propos, et dans des instans où il faut plutôt affaiblir et calmer qu'irriter.

Telle est donc, à peu près, la manière d'agir des excitations dans les maladies internes. On peut les rendre plus efficaces en leur donnant en même temps le caractère d'évacuatives, comme celles qui sont suivies de suppurations, de sueurs, d'hémorrhagies, etc, et ne pas craindre, comme on l'a fait si long-temps, que ce caractère les rende trop débitantes.

Ainsi, ces sortes de médications seraient très-appropriées au mécanisme de l'état pathologique, et l'on pourrait les employer, dans tous les cas, si ce mécanisme, quoique toujours au fond le même, n'était pas modifié par plusieurs circonstances dont j'ai déjà parlé bien souvent : je veux dire les divers degrés d'acuité, d'intensité et de durée du mal.

En général, dans le début d'un état maladif, lorsque les forces du malade sont presque entières, lorsque la fièvre est vive et forte, le pouls plein et élevé, les irritations ou excitations de toutes sortes ne peuvent faire qu'augmenter les accidens. Elles ne doivent être employées que dans les cas où il y a épuisement général, prostration, faiblesse du pouls, soit que cet état se présente au début, soit qu'il se présente après un certain temps d'existence du mal. Le plus souvent ce n'est qu'après que celui-ci a parcouru plusieurs périodes. Toutefois, le meilleur guide pour l'emploi de ces médications, c'est toujours le pouls. C'est à la mollesse et à la faiblesse du pouls qu'on reconnaît facilement leur indication, qu'on peut juger si la secousse nerveuse qu'elles produisent doit être en rapport avec le degré d'excitation générale déjà existant. Si le pouls est dur, élevé ou agité, les excitans sont à craindre. Ils peuvent bien changer l'aspect du mal, et en imposer par une apparence de succès, faire disparaître quelque symptôme dominant; mais il n'y a guère à s'y fier. Bien souvent ils font plus de mal que de bien. Que de fausses applications j'en vois faire tous les jours !

Il est bien rare qu'on laisse partir un moribond sans l'emplâtrer de vésicatoires; ce sont les derniers coups qu'on porte à sa maladie. On ferait bien mieux, la plupart du temps, de le laisser aller tranquillement que de le tourmenter ainsi.

Ou bien, ce qui arrive très-souvent, le malade est oppressé par un excès général de vie, il est dans une agitation qui se fait vivement sentir sur tous les points de l'atmosphère nerveuse; ou bien il est épuisé à l'extérieur, toute la vitalité cérébrale paraît comme anéantie. Or, dans le premier cas, l'effet des irritans ne peut que hâter l'instant de la mort. Il est certainement bien plus indiqué d'affaiblir l'action vitale que de l'exalter. C'est dans deux cas pareils que j'ai hasardé la saignée jusques dans le râle le plus prononcé, et que j'ai réussi à tirer les malades d'affaire. On les aurait entendus grelasser à une dis-

tance de vingt pas au moins. Ils étaient affectés de la variété maladive qu'on connaît sous
le nom de fluxion de poitrine. Et j'avais été
forcé, dans les premiers temps de l'affection,
d'être trop réservé sur les émissions sanguines
par des considérations étrangères à la maladie.
J'avais pourtant saigné le premier trois fois
et le second quatre. Mais cela n'avait pas
arrêté les progrès du mal.

RÉFLEXIONS SUR L'AGONIE.

Je dois dire aussi que je suis loin d'envisager, comme a coutume de le faire, cet état
de la poitrine qu'on dit être la congestion de
cette partie. La congestion de la poitrine est
formée, c'est tout dit, le malade est condamné en dernier ressort. La poitrine est
pleine de sang, et il n'y a pas moyen de détourner ce torrent. Je ne pense pas du tout
comme cela. Je crois que la difficulté de
respirer des malades qui sont dans le râle
est le résultat des progrès de l'affaiblissement
de l'influence cérébrale, qui est aussi indispensable pour les organes internes que pour
les externes. A un certain degré de cet affaiblissement, l'exercice des fonctions internes
devient très-difficile. Ce n'est pas seulement
la respiration qui éprouve cette difficulté,

c'est toute la série des actes de l'intérieur. Le résultat diffère dans chacun, comme cela doit être. La vitalité des poumons étant trop affaiblie, l'air ne peut plus traverser librement leurs cellules ; il s'y accumule, il s'y engorge, et, de là, le grelassement qui se fait entendre, et qui augmente jusqu'au moment où tout mouvement animal et spontané cesse entièrement.

Le sang ne se porte pas vers la poitrine dans le râle, plutôt que dans toute autre partie ; mais comme les poumons sont comme une espèce d'éponge, et qu'ils reçoivent naturellement une grande quantité de ce fluide, il n'est pas étonnant qu'on en trouve souvent plus dans leurs cellules, après la mort, que dans l'épaisseur des autres organes internes.

Mais si avant ce terme on peut parvenir à l'aide d'un moyen quelconque, à relever l'action de l'appareil cérébral, on arrêtera les progrès de cet embarras intérieur. Deux classes de moyens paraissent indiquées comme propres à conduire vers ce but : les émissions sanguines et les irritations générales.

Les saignées seules conviennent dans les cas où la maladie a parcouru des périodes très-rapprochées, où le malade paraît encore gorgé de sucs et de vie. Il n'est pas rare alors

de lui trouver , même dans une agonie la
plus prononcée , le pouls large et élevé.
L'embarras des poumons et des organes internes paraît moins tenir à l'affaiblissement
de l'influence cérébrale, qu'à la violence et
au caractère d'acuité du spasme interne.
Cependant cet affaiblissement existe bien
réellement, car il est inséparable de cet état
de spasme ganglionnaire; mais tant que la
sphère cérébrale n'est pas anéantie entièrement, elle est forcée de partager cet érétisme
interne, à cause du caractère de vivacité
qu'il affecte. Voilà pourquoi le malade paraît
encore plein de vie, tant à l'extérieur qu'à
l'intérieur, quoiqu'il soit véritablement sur
le point de s'éteindre; quoique l'action de
l'appareil cérébral ne tienne plus qu'à un fil.

Cependant, une saignée pratiquée plusieurs instans avant le dernier souffle, ne
pourrait-elle pas quelquefois réussir à modérer le spasme interne, et, par conséquent,
à relever l'action de l'appareil cérébral? c'est
là, je crois, ce que j'ai vu arriver dans deux
occasions. Je n'ai pas besoin de dire qu'il
convient d'apporter beaucoup de réserve
dans cette pratique. Il vaut mieux ouvrir la
veine à plusieurs reprises, que de risquer
d'abondantes saignées. La lancette est ici
préférable à toute autre espèce de saignée.

Outre qu'elle agit plus promptement, il est bien plus facile de graduer ses effets. Toutefois il est impossible de savoir au juste jusqu'à quel point on peut porter impunément l'emploi de ce moyen dans les circonstances dont il est ici question.

On conçoit tout l'inconvénient qu'il y a à recourir aux excitations ou irritations chez les agonisans qui sont dans le cas dont je viens de parler. Aussi, disais-je, il n'y a qu'un instant, qu'il vaudrait beaucoup mieux s'abstenir de tout moyen, que de mettre en usage ceux de ce genre, comme cela se voit faire souvent. Mais il n'en est pas de même quand les malades sont épuisés par une maladie qui a le double caractère de violence et de lenteur, comme cela arrive à la suite de la variété pathologique qu'on nomme fièvre adynamique ou putride. Ici les irritans conviennent parfaitement.

Mais en parlant plus haut des vésicatoires qu'on a coutume d'appliquer à tous les moribonds, je voulais dire que dans les cas mêmes où les excitations sont indiquées, celles qu'ils procurent sont insuffisantes, quand on les emploie si tard. Il vaut beaucoup mieux avoir recours à des irritations plus énergiques, telles que les vésicatoires à l'aide de l'ammoniaque liquide, l'application de la moutarde, de l'eau bouillante, etc. , tout le monde sait que l'emploi de ces moyens a souvent produit de bons effets.

D'ailleurs, comme l'action de ces moyens est très-prompte, il semble qu'elle soit plus locale, plus extérieure, qu'elle porte moins sur le système nerveux ganglionnaire, qui est le principal siége du mal, que celle des vésicatoires ordinaires. Elle réveille subitement l'appareil cérébral ; et cette espèce de secousse est bien plus favorable que celle qui a un caractère de lenteur et de persistance.

Dans les maladies violentes qui ont une longue durée, les nerfs sont moins irritables, moins mobiles, ce qui rend l'effet des irritans sur le principal siége du mal moins à craindre. L'on peut donc très-bien, par leur emploi, parvenir à relever le système cérébral, sans courir le risque d'augmenter le spasme interne. C'est ainsi qu'on réussit quelquefois à exciter une crise favorable, à opérer un mouvement du centre à la circonférence, enfin à rétablir l'équilibre entre les deux grandes divisions de l'atmosphère vitale.

DES BAINS.

Les bains, d'une température modérée, sous forme gazeuse ou liquide, réunissent beaucoup d'avantages. Ils ont la double vertu d'exciter et de modérer la puissance nerveuse. En même temps qu'ils raniment l'action de l'appareil cérébral, ils s'emparent d'une forte somme de principe moteur, qui s'en va avec la transpiration. Cette perte du principe de vie est si grande, pendant le bain, que le malade est épuisé, et se trouve facilement mal lorsqu'on l'y laisse long-temps.

Suivant qu'on les prolonge plus ou moins, les bains peuvent servir d'excitans ou de débilitans. Ils ont le premier caractère, en général lorsqu'ils ont une courte durée, comme une demi-heure, ou une heure, par exemple. Quand on veut les employer comme débilitans, on devrait souvent les prolonger beaucoup plus qu'on a coutume de faire. Je conçois qu'il y a bien du rapport entre cette espèce de bains et les saignées, et il est une infinité de cas où l'on peut se contenter de leur secours.

On ne doit éviter les bains chauds d'une longue durée, que pour les malades qui ont le pouls petit, faible et mou.

DE LA SYNCOPE A LA SUITE DES BAINS ET DE LA SAIGNÉE.

On ne doit pas redouter la syncope ou les faiblesses qu'occasionne quelquefois un bain prolongé. Le malade qui est en proie à un état de fièvre violente, et qui a le pouls élevé, se trouve rarement mal. La violente exaltation nerveuse dans laquelle il se trouve, prévient ordinairement cet accident. D'un autre côté, les malades qui n'ont que peu de fièvre, qui sont forts et robustes, ne peuvent éprouver aucun dommage de la part de quelques faiblesses passagères.

D'ailleurs cet état n'est pas, dans ces cas, occasionné par un épuisement profond et général. C'est parce que l'affaiblissement a lieu d'une manière prompte ou subite, qu'il fait une grande impression sur l'économie ou sur l'appareil nerveux. Il est sûr qu'une légère perte, éprouvée en un temps très-court, est souvent suivie des mêmes effets qu'un état de faiblesse réelle, causée par des pertes continues et abondantes. La syncope surviendra même plutôt dans le premier que dans le dernier de ces deux cas.

Ces considérations peuvent aussi s'appliquer à la saignée ainsi qu'à toute espèce d'évacuations ou de pertes insolites. Tous les praticiens savent qu'il est très - rare qu'un malade, agité d'une fièvre violente, se trouve mal à la suite d'une ou même de plusieurs saignées, et que rien n'est plus fréquent, au contraire, que la syncope, chez les individus qui se font saigner dans un état voisin de la santé.

Cela se conçoit très - bien, car il est tout naturel que la vive excitation nerveuse générale qui constitue la fièvre, maintienne toute la vitalité dans une espèce de surcroît de force, qui n'est que de l'agitation, mais qu'il est difficile d'abattre. Tout l'appareil cérébral reste exalté malgré la saignée ; s'il arrive qu'il tombe dans l'inaction, c'est lorsque la saignée a été plus forte qu'il ne fallait pour faire cesser l'érétisme accidentel.

Cela m'est arrivé une fois dans un temps où je suivais d'autres principes que ceux que je suis aujourd'hui. Je me crus obligé de faire une copieuse saignée. La syncope fut profonde et tellement prolongée, que moi-même je craignis à la fin, avec tous les assistans, que ce ne fût la mort. Le malade reprit ses occupations presque aussitôt qu'il eut recouvré l'usage de ses sens et de ses mouvemens.

Apparemment bien que, malgré la violence des coliques que ce malade éprouvait, le

spasme interne n'était pas porté à un très-
haut degré, puisqu'il a cédé si promptement.
Le pouls, en effet, était peu altéré. Je fais
cette observation pour appuyer encore ici
ce que j'ai déjà dit sur la douleur : savoir
que rien n'est plus illusoire que ce signe,
pour juger du degré d'intensité de l'état
maladif. Il est, comme presque toutes les
autres modifications maladives de la vitalité,
plutôt proportionné au temps, à la durée
du mal, qu'à son intensité. La connaissance
de cette importante vérité peut donner l'explication toute naturelle d'une foule de circonstances de l'état maladif, et faire éviter
bien des erreurs.

Mais, pour revenir à ma première proposition, lorsque l'appareil nerveux cérébral
est, à peu près, dans son assiette naturelle,
dans son état de calme habituel, il ressent
bien plus vivement l'effet d'une perte de
sang opéré subitement, et qui n'est pas ré-
parée à mesure par un état d'exaltation an-
térieure et permanente, comme cela arrive
lorsque la perte a lieu dans un violent accès
de fièvre. C'est là la raison pour laquelle un
malade sans fièvre, se trouve fréquemment
mal à la suite d'une légère saignée.

DES EXCITANS INTERNES.

A l'égard des excitans qu'on administre intérieurement, ils peuvent aussi être très-utiles, si leur action n'est pas hors de proportion avec l'exaltation vitale déjà existante, si leur dose ou leur nature est telle qu'elle n'occasionne pas une excitation interne assez forte pour accroître celle qu'on veut combattre. Ils peuvent bien réussir à relever l'action du système cérébral, et rétablir ainsi l'équilibre entre les deux appareils. Je ne suis pas étonné des succès que quelques-uns obtiennent dans les fièvres intermittentes. Ces variétés maladives consistent, en général, dans un érétisme peu intense; et l'on peut les guérir souvent de mille manières. Jusques-là j'ai réussi également avec la saignée, avec les bains, avec les purgations et avec le quinquina. C'est dans la plupart de ces cas surtout qu'on peut employer la saignée avec extension, sans le moindre inconvénient.

Du reste, les excitans internes agissent dans le même sens des excitans externes. Introduits dans l'estomac, ils agissent directement sur des branches nerveuses cérébrales, et communiquent, par cette voie, une secousse à tout l'appareil dont elles font partie , qui peut bien , dans certain cas ; ne pas être sans beaucoup d'avantages. Mais il ne faut pas perdre de vue qu'ils agissent aussi directement sur l'appareil ganglionnaire, et cette circonstance doit rendre très-circonspect sur leur loi.

Les excitans qu'on appelle diffusibles sont surtout très-propres à ranimer le pouls et à préparer le malade à l'usage de la saignée. Mais administrés d'après les principes de la physiologie régnante, ils sont sujets à de très-grands inconvéniens. Ceux qui voudront se pénétrer des principes de celle que j'enseigne, ne tarderont pas à s'en apercevoir.

DES MOYENS CURATIFS, DITS SÉDATIFS, ADOUCIS-SANS, ÉMOLLIENS, RAFRAÎCHISSANS, etc.

Ces moyens sont beaucoup plus convenables que les toniques ou les excitans dans la grande majorité des variétés maladives. Leur emploi seul peut très-souvent suffire pour la guérison. Mais je les considère plus particulièrement comme de puissans auxiliaires de la saignée , dans les cas où cette dernière peut être indiquée. Tous tendent à faire cesser ou à diminuer l'érétisme général et à rétablir l'équilibre entre les deux appareils nerveux.

Par conséquent, ils favorisent l'élévation du pouls, et rendent la saignée plus efficace.

D'après toutes les considérations que j'ai présentées sur la nature et le traitement de l'état maladif, il est facile de voir que j'admets, pour la meilleure base de ce traitement, celle qui consiste dans l'emploi de la saignée combinée avec l'administration des médicamens qui sont compris dans cette dernière catégorie. Je conçois bien, que par le secours des autres, on obtienne des succès, mais ce ne peut être d'une manière ni si constante, ni si générale qu'en employant ces derniers.

D'ailleurs il me semble que j'ai montré qu'il y a plus de rapports entre les diverses méthodes de traitement, qu'on en reconnaît généralement. Ces rapports, comme on a dû le voir, sont fondés sur bien d'autres circonstances de la vie, sur bien d'autres rapprochemens. Il faut réfuter toute la doctrine que j'ai exposée dans cet ouvrage, ou reconnaître que c'est à tort qu'on soutient, comme je l'entends faire tous les jours, que telle variété n'a aucun rapport avec telle autre, par la raison qu'on les aura traitées et guéries l'une et l'autre, par deux méthodes différentes. Il est sûr que ces prétendues différences sont bien plus apparentes que réelles; et l'on peut souvent, en médecine pratique, arriver au même but par un grand nombre de voies.

Il ne faudrait pas conclure de là que ces méthodes sont toutes également promptes et sûres ; elles sont, au contraire, sous ce rapport, très-éloignées les unes des autres; mais il ne faut pas toujours non plus s'étonner des succès que toutes peuvent compter en leur faveur. Toutefois je pense que si on les a tant multipliées, c'est parce qu'on n'a jamais connu tout l'avantage qu'offrent les mieux fondées, et les plus rationnelles d'entr'elles. On s'est toujours donné, et l'on se donne encore beaucoup de peine pour découvrir de nouveaux moyens curatifs, et l'on en a plus qu'il n'en faut depuis long-temps. On marche toujours en tâtonnant, on cherche continuellement ailleurs ce qu'on a tous les jours sous la main. Que de temps précieux l'on perd ainsi !

FIN.

TABLE DES MATIÈRES.

FIN DE LA TABLE DES MATIÈRES.

ERRATA.

Page 21, ligne 7, *lisez* : de leur étendue.
Page 27, ligne 5, *lisez* : influençant.
Page 85, ligne 18, *lisez* essor *et non* essort.
Page 99, ligne 11, *lisez* catégorie.

LIMOGES,

MARTIAL ARDANT, IMPRIMEUR-LIBRAIRE.